Wolfgang Schäberle

Kohärenzgefühl, psychische Belastung und Nähe und Distanz in der physiotherapeutischen Einzelbehandlung

disserta
Verlag

Schäberle, Wolfgang: Kohärenzgefühl, psychische Belastung und Nähe und Distanz in der physiotherapeutischen Einzelbehandlung, Hamburg, disserta Verlag, 2019

Buch-ISBN: 978-3-95935-495-0
PDF-eBook-ISBN: 978-3-95935-496-7
Druck/Herstellung: disserta Verlag, Hamburg, 2019

Bibliografische Information der Deutschen Nationalbibliothek:
Die Deutsche Nationalbibliothek verzeichnet diese Publikation in der Deutschen Nationalbibliografie; detaillierte bibliografische Daten sind im Internet über http://dnb.d-nb.de abrufbar.

© disserta Verlag, Imprint der Bedey Media GmbH
Hermannstal 119k, 22119 Hamburg
http://www.disserta-verlag.de, Hamburg 2019
Printed in Germany

Inhaltsverzeichnis

1 Einleitung

Laut dem Gesundheitsreport der deutschen Techniker Krankenkasse zeigte sich in den Jahren 2000-2014 bei Berufstätigen eine Zunahme der durch psychische Berufsbelastungen bedingten Fehlzeiten von 85% (Techniker-Krankenkasse, 2015). Dabei zeigte die Berufsgruppe der Physiotherapie laut dem Branchenreport der Innungskrankenkasse innerhalb der medizinischen Berufe den drittniedrigsten Krankenstand (Innungskrankenkasse, 2007).

Der Berufsalltag der Physiotherapie zeigt einen täglich intensiven Umgang mit Patient/innen, vergleichbar mit dem anderen Berufsgruppen im medizinischen Umfeld, wie Krankenpflege, Ärztestand, Logopädie, Ergotherapie u.a. Auch die Aufgabengebiete der Physiotherapie sind vergleichbar mit den o.a. Berufen und umfassen einen Großteil der medizinischen Einrichtungen, wie Krankenhäuser, Rehabilitationskliniken, ambulante Praxen etc.

Eine berufsspezifische Besonderheit ist die 1:1 Situation in der physiotherapeutischen Einzelbehandlung. Hierbei verbringt die Physiotherapeutin/der Physiotherapeut ca. 20-30 Minuten mit einer zumeist fremden Person, häufig mit Körperkontakt. Dabei behandelt eine Vollzeitkraft durchschnittlich 20 Patient/innen täglich.

Auf diesem Hintergrund stellt sich die Frage ob es Faktoren gibt, die zu dem o.a. niedrigen Krankenstand beitragen trotz der möglichen beruflichen Belastungen. Ein Faktor könnte das Kohärenzgefühl nach Antonovsky (1979) als eine grundlegende Bewältigungsressource sein.

Mit der vorliegenden Arbeit soll eruiert werden, ob das Kohärenzgefühl einen Bezug zu dem Nähe- und Distanzverhältnis und einer möglichen psychischen Belastung in der physiotherapeutischen Einzelbehandlung hat.

2 Ausbildung der Physiotherapie in Deutschland

2.1 Historie

Die Etablierung der Physiotherapie in Deutschland wird auf den Schweden Per Henrik Ling zurückgeführt. Dieser gründete und leitete 1813 das königliche gymnastische Institut in Stockholm, Schweden, und benannte es als die schwedische Heilgymnastik (Hüter-Becker & Dölken, 2004). Sie wurde von dem Berliner Arzt A. C. Neumann (1803-1876) nach Deutschland gebracht. Sein Antrag zur Etablierung des neuen Berufes für Frauen wurde von staatlicher Seite abgelehnt. Trotzdem bildete er 1853 in seiner neu eröffneten Schule für Frauen die ersten Gymnastinnen aus. Unter anderem da er ein Verfechter der Emanzipation von Frauen in Berufen war (Hüter-Becker & Dölken, 2004). Die Tätigkeit der Krankengymnastik war einer der ersten von Frauen dominierten Berufe Deutschlands. Ein Novum unter den damaligen Zeitgeist.

Im Jahr 1900 wurde in Kiel durch den Arzt J. H. Lubinus die erste Lehranstalt für Heilgymnastik mit staatlicher Genehmigung gegründet. Die Ausbildungsdauer betrug zwei Jahre und beinhaltete die orthopädisch-medizinische Gymnastik und Massage (Steinecke, 2009). Da A. C. Neumann zu diesem Zeitpunkt bereits verstorben war konnte er die Verwirklichung seiner Vision des anerkannten Berufs der Gymnastikerin nicht mehr erleben (Steinecke, 2009).

1919 wurde die sächsische Staatsanstalt für Krankengymnastik gegründet. Sie war nach 19 Jahren die zweite Lehranstalt für Heilgymnastik in Deutschland. Hierbei wurde erstmals der Begriff Krankengymnastik verwendet (Hüter-Becker & Dölken, 2004). Bedingt durch die unzähligen Kriegsverletzten des ersten und zweiten Weltkrieges (1914-1918 und 1939-1945) stieg die Nachfrage nach Krankengymnast/innen massiv an. Neben dem kriegsbedingten neuen Aufgabengebiet innerhalb der Chirurgie, etablierte sich die Krankengymnastik auch zunehmend in dem Fachbereich der Neurologie. Dies begründete sich zum einen auf den neurologisch geschädigten Soldaten durch den Einsatz von Giftgas im ersten Weltkrieg und zudem auf die Ausbreitung der Kinderlähmung. (Hüter-Becker & Dölken, 2004). Da der Bedarf an krankengymnastischen Behandlungen die Anzahl der ausgebildeten Krankengymnast/innen überwog, zeigte sich nach dem Ende des zweiten Weltkrieges eine heterogene Situation. Krankengymnastinnen und Krankengymnasten, Sportlerinnen und Sportlehrer, sowie kaum ausgebildete Helferinnen und Helfer therapierten nach konkurrierenden Konzepten und auf unterschiedlichstem Ausbildungsniveau (Kohlwes, 2009).

Dies führte 1948 zu einer Stellungnahme der deutschen Gesellschaft für Orthopädie in deren Fachzeitschrift. Sie kamen zu dem Schluss, dass die gegenwärtige Vielzahl an ungenügend ausgebildeten Kräften eine ernsthafte Gefahr für die Volksgesundheit darstellte.

Ähnlich sahen es 1948 elf Krankengymnastinnen und gründeten die Gruppe 48, in Anlehnung an die Jahreszahl. Ihr erklärtes Ziel war es zunächst eine Dachorganisation für der Beruf der Krankengymnastik zu etablieren, auch ohne die staatliche Berufsanerkennung. Bis zu diesem Zeitpunkt waren lediglich die Ausbildungseinrichtungen staatlich anerkannt, nicht jedoch der Beruf der Krankengymnastik als solcher (Kohlwes, 2009). Ein Jahr später veröffentlichte die neu gegründete Dachvereinigung die erste Fachzeitschrift für Krankengymnastik. Das erklärte Ziel der Zentralorganisation für Krankengymnastik war die staatliche Anerkennung des Berufsstandes.

Mit dem Gleichberechtigungsgesetz für Frauen im Jahr 1957 (Bundesgesetzblattanzeiger, 2016) wurde die Basis zur Berufsausübung der Frau ohne die Zustimmung ihres Mannes gesetzlich verankert. Aufgrund der massiven Forderung gegenüber dem Gesetzgeber durch die Zentralorganisation für Krankengymnastik, mit Unterstützung der deutschen Gesellschaft für Orthopädie, wurde am 01.07.1959 das bundeseinheitliche Berufsgesetz für die neu definierten Berufe der Krankengymnast/innen, Masseur/innen und der medizinischen Bademeister/innen durch den Bundestag genehmigt (Kohlwes, 2009). Die Ausbildung zur Krankengymnastin oder zum Krankengymnasten wurde durch das neue Gesetz erstmalig bezüglich der Ausbildungsdauer und Inhalte verpflichtend definiert. Die berufsschulische Ausbildung betrug zwei Jahre in Vollzeit und endete mit einem Staatsexamen. Im Anschluss musste ein Vollzeit-Anerkennungsjahr in einer Klinik mit entsprechenden Fachbereichen absolviert werden um von dem zuständigen Regierungspräsidium die staatliche anerkannte Berufsurkunde zu erhalten.

Eine Novellierung des Berufsgesetzes von 1958 erfolgte im Jahr 1994. Das Anerkennungsjahr wurde in die Berufsausbildung integriert. Fortan belief sich die Ausbildungsdauer auf drei Jahre. Bei erfolgreichem Abschluss wurde und wird die staatlich anerkannte Berufsurkunde ausgehändigt. Diese berechtigte zur eigenverantwortlichen Ausübung des Berufes und zur Beantragung der Kassenzulassung für die Tätigkeit als selbstständig niedergelassene Krankengymnastin oder niedergelassenen Krankengymnasten. (Kohlwes, 2009).

Eine weitere Auswirkung der Novellierung war die Änderung der Berufsbezeichnung. Aufgrund der zunehmenden Liberalisierung des europäischen Arbeitsmarktes war es für deutsche Krankengymnast/innen grundsätzlich möglich innerhalb Europas zu arbeiten. Hierbei zeigte sich, dass der Begriff Krankengymnastin/Krankengymnast im europäischen Ausland nicht gebräuchlich war. Es wurde, außer in Deutschland, in allen europäischen Ländern die Berufsbezeichnung Physiotherapeutin/Physiotherapeut verwendet. Eine berufliche Anerkennung war schon rein begrifflich nicht möglich. Deswegen wurde durch die Novellierung gesetzlich festgelegt, dass Krankengymnastinnen und Krankengymnasten zukünftig die Berufsbezeichnung Physiotherapeutin/Physiotherapeut führen dürfen. Der Beruf der medizinischen Bademeisterin/des medizinischen Bademeisters wurde in den Beruf der medizinischen Masseurin des medizinischen Masseurs integriert. Somit gab es nur noch zwei Berufe. Die Physiotherapeutin/den Physiotherapeuten und die Masseurin/den Masseur (Hüter-Becker & Dölken, 2004).

Im Unterschied zu den europäischen Ländern blieb die Ausbildung zur Physiotherapeutin/zum Physiotherapeuten in Deutschland eine Berufsfachschulausbildung und endete mit einem Berufsfachschulzeugnis, während im europäischen Raum die Physiotherapie ein Hochschulstudium war und mit einem Diplom beendet wurde. Dies bedeutete für deutsche Physiotherapeutinnen/Physiotherapeuten nicht im europäischen Raum beruflich tätig sein zu können, da dort die Befugnisse, rechtliche Rahmenbedingungen und Ausbildungsinhalte erhebliche Differenzen zwischen den Hochschulabschlüssen und den deutschen Berufsfachschulabschlüssen zeigten. Diese Situation wiedersprach den Vorgaben der Europäischen Union zur beruflichen Chancengleichheit und bilateraler beruflicher Anerkennung. (Hüter-Becker & Dölken, 2004).

Mit dem 1999 ratifizierten Bologna-Abkommens, dessen Ziel die Angleichung der europäischen Bildungssysteme und deren Abschlüsse sowie die damit verbundenen Einführung der Bachelor und Master Abschlüssen in Deutschland war, wurde die grundlegende Möglichkeit einer Akademisierung der medizinischen Fachberufe geschaffen (Physiotherapie, 2015). Aufgrund des Bologna-Abkommens bestand seit 2001 für das Berufsbild der Physiotherapie die Möglichkeit an Hochschulen einen Hochschulabschluss zu erreichen. Dieser war als Aufbaustudium zu verstehen (Physiotherapie, 2015). Durch einen Beschluss des deutschen Bundestags im Jahr 2009 wurde eine Modellklausel für medizinische Fachberufe eingeführt. Diese ermöglichte den Ländern die Einrichtung zu grundständigen Hochschulstudiengängen für medizinische Fachberufe. Das Modell besteht bis 2017. Danach soll über den weiteren Verlauf richtungsweisend entschieden werden (Physiotherapie, 2015).

Der deutsche Wissenschaftsrat forderte hierzu im deutschen Ärzteblatt die baldige Zustimmung zur Akademisierung der medizinischen Fachberufe. Er verweist dabei auf den demografischen Gesellschaftswandel und der zunehmenden Multimorbidität kranken Menschen. Eine Vernetzung der medizinischen Berufsgruppen auf akademischer Basis wurde als notwendig erachtet, um die qualitative Versorgung der Patienten zu gewährleisten (Wissenschaftsrat, 2014).

2.2 Ausbildungswege der Physiotherapie

Gegenwärtig bestehen verschiedene Möglichkeiten der Ausbildung und des Studiums der Physiotherapie. An staatlichen oder privaten Berufsfachschulen kann durch eine 3–jährige Berufsfachausbildung der medizinische Fachberuf Physiotherapie erlernt werden. Auf akademischer Ebene kann der Bachelorstudiengang „Physiotherapie B.Sc." und der Masterstudiengang „Physiotherapie M.Sc." absolviert werden, als Primärstudium in Vollzeit oder berufsbegleitend (Physiotherapie, 2015). Bei einem berufsbegleitenden Studium ist die Voraussetzung neben dem Abitur eine erfolgreiche Ausbildung zur Physiotherapeutin/zum Physiotherapeuten, oder eine duale Ausbildung. Bei Letzterem muss die Studentin/der Student zum Studium parallel eine Berufsfachausbildung in der Physiotherapie durchlaufen. Unabhängig von der Form des Studiums sollen die Hochschulabsolventinnen und Hochschulabsolventen alle Inhalte der Berufsfachschulausbildung erlernen, um nach Abschluss des Studiums die praktischen Fähigkeiten zur Ausübung des Berufes nachweisen zu können. Die zusätzlichen Inhalte des Hochschulstudiums sollen die wissenschaftlichen Grundlagen vermitteln, sowie auf leitende und oder lehrende Aufgaben vorbereiten (Physiotherapie, 2015).

Es ist erklärtes Ziel des Gesetzgebers auch in Zukunft die Berufsfachschulausbildung zur Physiotherapie zu gewährleisten. Es soll eine Quote von maximal 20% physiotherapeutischer Hochschulabsolventinnen und Hochschulabsolventen erreicht werden. 80% sollen nach dem Willen des Gesetzgebers auf Basis einer Berufsfachschulausbildung tätig sein (Hüter-Becker & Dölken, 2004). Der Berufsverband der deutschen Physiotherapeut/innen verfolgt dem gegenüber das

Ziel einer generellen Akademisierung der Physiotherapie mit direktem Patientenzugang ohne ärztliche Verordnung (Physiotherapie, 2015).

2.2.1 Dreijährige Fachschulausbildung:

Die aktuelle Gesamtzahl von staatlich anerkannten Physiotherapiefachschulen in Deutschland beläuft sich auf 266 (Tabelle 1). Die Gesamtschüler/innenzahl für das Schuljahr 2013/2014 betrug 21.589 Schüler und Schülerinnen (Physiotherapie, 2015). Hierbei zeigt sich ein ausgeprägter Frauenanteil von 13.898 gegenüber 7.691 Männern (Tabelle 2). Es zeigt sich die in der Historie beschriebene Entwicklung der Physiotherapie als ein Beruf der seit seiner Entstehung überwiegend von Frauen gelernt wird.

Schulen der Physiotherapie in Deutschland

Im Jahr	Anzahl Schulen der Physiotherapie
2015	266
2014	264
2013	269
2012	274
2005	247
2001	234

Tabelle 1: Quelle: (Physiotherapie, 2015): Branchenreport

Schüler/innen der Physiotherapie in Deutschland,

Schuljahrgang	Alle Schüler	Frauen	Männer
2013/2014	21.589	13.898	7.691
2012/2013	21.893	14.257	7.636
2011/2012	22.557	14.854	7.703
2010/2011	23.097	15.516	7.581
2005/2006	25.799	18.223	7.576
2001/2002	20.812	15.824	4.988

Tabelle 2: Quelle: (Physiotherapie, 2015): Branchenreport

Am Beispiel der Lehrpläne des Staatsinstituts für Schulqualität und Bildungsforschung München (Bildungsforschung, 2013), eine Einrichtung des Kultusministeriums Bayerns, werden folgend die curricularen Inhalte der Berufsfachschulausbildung dargestellt.

Die u.a. Stundentafel des Lehrplans (Tabelle 3) zeigt die gesetzlich verankerten Fächer samt Stundenanzahl der physiotherapeutischen Fachausbildung. Die Stundenanzahl des theoretischen und fachpraktischen Unterrichts beträgt 2900 Stunden. Die klinischen Praktika beinhalten 1600 Stunden. Dies ergibt eine Gesamtstundenzahl der dreijährigen Berufsfachschulausbildung von 4500 Stunden (Bildungsforschung, 2013). Es zeigt sich bei der Stundenverteilung ein gegenläufiges Verhältnis von Schulunterricht und Praktika im Verhältnis zu den Ausbildungsjahren. Zu Beginn der Ausbildung überwiegt die Schulausbildung mit 1360 Stunden gegenüber 100 Stunden Praktika. Im letzten Ausbildungsjahr beträgt die Schulausbildung 540 Stunden und die Praktika 940 Stunden.

6 Ordnungsmittel und Stundentafel

Den Lehrplänen liegt die Schulordnung für die Berufsfachschulen für Ergotherapie, Physiotherapie, Logopädie, Massage und Orthoptik (Berufsfachschulord-
nung nichtärztliche Heilberufe – BFSO HeilB) vom 18. Januar 1993 (zuletzt ge-
ändert 05.09.2006 / 741) zugrunde.

Stundentafel
Dem Lehrplan liegt die folgende Stundentafel zugrunde:

Fächer	1. Schul-jahr	2. Schul-jahr	3. Schul-jahr	Stunden gesamt
Theoretischer und fachpraktischer Unterricht				
Wissenschaftliche Grundlagen	20	20	20	60
Berufs- und Staatskunde	20		20	40
Anatomie und Physiologie	240	80	60	380
Krankheitslehre	120	180	120	420
Angewandte Physik	40			40
Sozialwissenschaften	40	20		60
Prävention und Rehabilitation		40		40
Trainings- und Bewegungslehre	60	40		100
Physikalische Therapie (Theorie und Praxis)	120			120
Physiotherapeutische Anwendungen (Theorie und Praxis)	80	340	280	700
Physiotherapeutische Behandlungstechniken	340	160		500
Erste Hilfe	30			30
Bewegungserziehung	40	40	40	120
Befunderhebung	100			100
Massagetherapie	110	40		150
Zur Verteilung				40
Summe theoretischer und fachpraktischer Unterricht	1360	960	540	2900
Praktische Ausbildung				
Chirurgie				240
Innere Medizin				240
Orthopädie				240
Neurologie				240
Pädiatrie				160
Psychiatrie				80
Gynäkologie				80
Zur Verteilung				240
Sonstige Einrichtungen				80
Summe praktische Ausbildung	100	560	940	1600[4]
Gesamtstundenzahl der Ausbildung	1460	1520	1480	4500

Tabelle 3: Quelle: (Bildungsforschung, 2013). Stundentafel

Jedes Fach ist inhaltlich in Lernfelder unterteilt. Die Lernfelder werden von
staatlicher Seite nicht weiter spezifiziert. Die einzelnen Schulen haben Entschei-
dungsfreiheit wie die vorgegebenen Inhalte der Lernfelder interpretiert und daraus folgend mit welchem zeitlichen Umfang unterrichtet werden.
Die folgende Tabelle (Tabelle 4) zeigt beispielhaft das Fach Sozialwissenschaften als Lernfeld (Bildungsforschung, 2013).

Sozialwissenschaften

Inhalte
Messinstrumente
Wahrnehmung
Persönlichkeit
Sozialisation Erziehungs- und Führungsstile Bedeutung der Familie und des sozialen Netzes
Kritische Lebenssituationen
Gesundheit und Krankheit Bedeutung von Umwelt, Arbeit und Gesellschaft für die Gesunderhaltung Psychische und soziale Risikofaktoren in verschiedenen Lebensabschnitten Stress Bewältigungsstrategien von Krankheiten und Schmerz
Kommunikation Ebenen der Kommunikation, Kommunikationsmodelle Techniken der Gesprächsführung Bewältigung von Krisensituationen Interaktion der verschiedenen Berufsgruppen im Gesundheitswesen
Soziale Rollen Bildung sekundärer Gruppen Inter- und Intra-Rollenkonflikte Gruppendynamische Prozesse
Lernen als lebenslanger Prozess Gedächtnis Lerntheorien
Motivation Strategien
Klienten-Compliance
Sterben und Tod Sterbephasenmodell Begleitung des Sterbenden und seiner Angehörigen

Tabelle 4: Quelle: (Bildungsforschung, 2013). Lernfeld Sozialwissenschaften

2.2.2 Hochschulstudium Bachelor of Science

2015 werden in Deutschland 41 Bachelor-Studiengänge von staatlichen und privaten Hochschulen angeboten. Die frühere Bezeichnung Fachhochschule gibt es nicht mehr in Deutschland. Es wird nur noch zwischen Hochschulen und Universitäten unterschieden (Physiotherapie, 2015).

Laut einer Hochschulbefragung gab es in dem Zeitraum von 2003 - 2013 insgesamt 3193 Physiotherapeutinnen/Physiotherapeuten mit einem Hochschulabschluss in Physiotherapie (Physiotherapie, 2015). Davon waren 2.759 Bachelorabsolventinnen/Absolventen, 167 Masterabsolventinnen/Absolventen. Hinzu kamen 297 Diplom Inhaberinnen/Inhaber die während der Übergangszeit 2000 - 2003 zur Umstellung auf Bachelor–Studiengänge, eine Diplomstudium im europäischen Ausland absolviert hatten.

Eine Erhebung des statistischen Bundesamts aus dem Jahr 2013 ergab hierzu einen prozentualen akademischen Anteil von Physiotherapeutinnen und Physiotherapeuten von 2,3 %, bei einen Gesamtbeschäftigungsanzahl von 178000 Physiotherapeutinnen und Physiotherapeuten (Bundesamt, 2013).

Am Beispiel der Hochschule Rosenheim im Bundesland Bayern wird folgend die Grundstruktur eines sieben semestrigen Vollzeitstudiums mit dem Hochschulabschluss Bachelor of Science mit 210 Credit Points (CP) dargestellt (Tabelle 5). Mit erfolgreichem Abschluss des sechsten Semesters wird die integrierte Berufszulassung zur Physiotherapeutin/zum Physiotherapeuten erreicht. Das siebte Semester dient der Bachelorthesis und endet mit dem Hochschulabschluss Bachelor of Science in Physiotherapie (Fachhochschule, 2015).

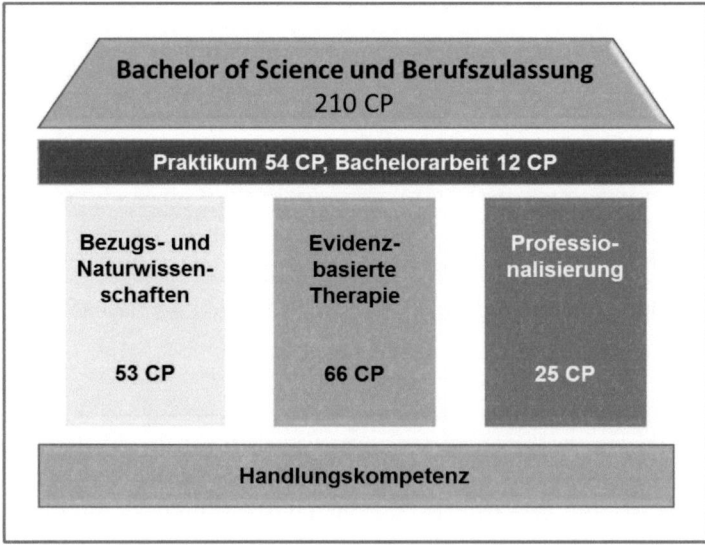

Tabelle 5: Quelle: (Fachhochschule, 2015). Grundstruktur Studium Bachelor of Science

Im Gegensatz zu der inhaltlich staatlich geregelten Fachschulausbildung, unterliegt die curriculare Gestaltung der Hoheit der Hochschule und den lehrenden Professorinnen und Professoren.

Durch die Gestaltungsfreiheit der einzelnen Hochschulen zeigt sich ein heterogenes Bild der Lehrinhalte bzw. der Schwerpunkte. Z. B. hat die Hochschule Rosenheim einen Fokus auf der Lehre von Evidenz basierter Praxis (Tabelle 6). Für angehende Studentinnen und Studenten führt dies zur Notwendigkeit sich zu Beginn des Studiums der persönlich Präferenzen bezüglich der Schwerpunkte bewusst zu sein um sich an einer entsprechenden Hochschule zu bewerben.

Unberührt davon besteht für alle physiotherapeutischen Hochschulen die bundesgesetzliche Verpflichtung die Inhalte der Berufsfachschule entsprechend den Vorgaben zu unterrichten (Physiotherapie, 2015).

Studienplan zur Studien- u. Prüfungsordnung für den Bachelorstudiengang Physiotherapie an der Hochschule Rosenheim
Lehrplansemester

1. Semester	2. Semester	3. Semester	4. Semester	5. Semester	6. Semester	7. Semester
Physiotherapeutische Diagnostik 9 CP	Funktionskreise - Bewegungssystem I 4 CP	Funktionskreise - Bewegungssystem II und Innere Organe 5 CP	Vertiefung EBP 5 CP	Förderung der Selbstbestimmung und gleichberechtigten Teilhabe 7 CP	Evidenzbasierte Praxis in Spezialgebieten 7 CP	Management 6 CP
	Naturwissenschaftliche Grundlagen II 11 CP	Einführung in die EBP 6 CP				
Naturwissenschaftliche Grundlagen I 8 CP	Naturwissenschaftliche Grundlagen III 3 CP	Naturwissenschaftliche Grundlagen III 2 CP	Umsetzung evidenzbasierter Praxis 11 CP	Professionalisierung 10 CP	Perspektiven der Physiotherapie 9 CP	Individueller Schwerpunkt - Wahlfach 12 CP
Sozialwissenschaften - Klinische Psychologie 2 CP	Sozialwissenschaften - Soziologie und Therapiedidaktik 4 CP	Sozialwissenschaften - Patientenzentrierte Kommunikation 4 CP				
Wissenschaftliche Kompetenzen 11 CP	Naturwissenschaftliche Grundlagen IV 8 CP					
						Bachelorarbeit 12 CP
			Praktikum 54 CP			
30 CP	30 CP	30 CP	30 CP	30 CP	30 CP	30 CP / 210 CP

Tabelle 6: Quelle: (Fachhochschule, 2015): Studienlehrplan

2.2.3 Hochschulstudium Master of Science

Seit dem Jahr 2006 kann in Deutschland ein Masterstudium in Physiotherapie absolviert werden. Aktuell gibt es 18 Masterstudiengänge an verschiedenen Hochschulen (Physiotherapie, 2015). Das Studium kann in Vollzeit oder berufsbegleitend durchgeführt werden und endet mit einem Masterabschluss mit 90 oder 120 Credit Points, je nach Umfang des Studiums.

Die Voraussetzung zur Studiums Zulassung ist in der Regel ein Bachelor Abschluss in Physiotherapie mit mindestens 180 Credit Points. Ältere Diplom-Abschlüsse werden entsprechend anerkannt. Ein Direktzugang mit einer Berufsfachschulausbildung ohne Bachelorabschluss ist in Deutschland nicht möglich.

Die im vorherigen Kapitel beschriebene curriculare Freiheit der Hochschulen gilt insbesondere auch für die Masterstudiengänge in Physiotherapie, da hierbei die integrierte Berufsfachschulausbildung des Bachelorstudiums nicht mehr erforderlich ist.

Am Beispiel der DIPLOMA-Hochschule mit Niederlassung u.a. in München, Bundesland Bayern, wird folgend ein berufsbegleitendes fünf-semestriges Masterstudium für medizinische Fachberufe dargestellt (Diploma, 2015). Die Hochschule beschreibt die Zielsetzung des Studiums wie folgt:

„Das Fernstudium Medizinalfachberufe mit dem Abschluss Master of Arts (M.A.) richtet sich an Personen, die in Gesundheits-, Therapie- und Pflegeberufen tätig sind und bereits einen akademischen Bachelor- oder Diplom-Abschluss erworben haben, z. B. den Bachelor of Arts, Medizinalfachberufe, an der DIPLOMA. Der Studiengang kann gleichzeitig neben einer Berufstätigkeit studiert werden und ist besonders für die Zugangsberufe aus den Bereichen der Physiotherapie, Ergotherapie, Logopädie, Altenpflege sowie Gesundheits- und Krankenpflege geeignet. Neben einer erhöhten Leitungs- und Kommunikationskompetenz vermittelt das Studium in fünf Semestern vertiefte Kenntnisse und Fertigkeiten sowohl in der gesundheitsbezogenen Forschungstätigkeit als auch im Projekt- und Innovationsmanagement" (Diploma, 2015).

Der Studienverlaufsplan der Hochschule (Tabelle 7) zeigt für die ersten beiden Semester ein berufsübergreifendes Grundlagenstudium mit den Schwerpunkten Forschungsmethoden und Management. Ab dem dritten Semester beginnt das spezifische Wahlfachstudium, z. B. Handrehabilitation. Das fünfte Semester ist für die Masterthesis vorgesehen. Das Gesamtstudium beinhaltet insgesamt 120 CP.

Studienverlaufsplan

Nr.	Modul	Prüfungs-form	ECTS Credit Points (CP)	Kontakt-blöcke Anzahl (Summe)	Kontakt-blöcke 1. Semester	Kontakt-blöcke 2. Semester	Kontakt-blöcke 3. Semester	Kontakt-blöcke 4. Semester	Kontakt-blöcke 5. Semester	Prüfungs-semester
Pflichtmodule										
1	Empirische Forschung	Klausur	8	7	7					1
2	Qualitative Forschungsmethodologie	Klausur	10	9	9					1
3	Quantitative Forschungsmethodologie	Klausur	14	12	6	6				2
4	Evidenzbasierte Therapie	Mündliche Prüfung	8	7		7				2
5	Kommunikation und Leitungskompetenz	Referat	8	7		7				2
6	Projektmanagement und Organisationsentwicklung	Hausarbeit	12	10			10			3
7	Innovationsmanagement	Projektarbeit	10	9				9		4
11	Master-Thesis	Thesis und Kolloquium	20	2					2	5
Wahlfächer und Wahlmodule										
Gesundheitsmanagement										
8 M	Krankenhausmanagement und Qualitätssicherung	Klausur	10	9			9			3
9 M	Management in Gesundheits- und Pflegekontexten	Mündliche Prüfung	8	7			4	3		4
10 M	Personalentwicklung im Gesundheitswesen	Referat	12	10				10		4
Handrehabilitation										
8 H	Vertiefende funktionelle Anatomie der Hand	Klausur	12	10			10			3
9 H	Komplexverletzungen und Schienenversorgungen der Hand	Mündliche Prüfung	10	9			3	6		4
10 H	Praxisreflexion in der Handrehabilitation	Referat	8	7				7		4
Neuroprothetik										
8 N	Neurowissenschaften für die Prothetik	Klausur	8	7			7			3
9 N	Biomechanik und Medizintechnik	Klausur	12	10			6	4		4
10 N	Praxis der Neuroprothetik	Mündliche Prüfung	10	9				9		4
Summe			120	89	22	20	23	22	2	

Tabelle 7: Quelle: (Diploma, 2015): Studienverlaufsplan

2.3 Vergleich Tätigkeitsfelder Fachhochschule – Berufsfachschule

Mit der gesetzlichen Unterscheidung in einen akademischen oder berufsfach-schulischen Ausbildungsweg zeigen sich unterschiedliche Tätigkeitsfelder. Die folgende Tabelle (Tabelle 8) basiert auf der Ansicht des Berufsverbandes der deutschen Physiotherapeutinnen/Physiotherapeuten bezüglich der verschiedenen Tätigkeitsbereiche und dem damit verbundenen Anforderungsprofil (Physio-Verband, 2015). Es zeigt sich hierbei eine Tendenz zur Anforderung von aka-demisch ausgebildeten Physiotherapeutinnen/Physiotherapeuten für Tätigkeiten in der Forschung und Lehre sowie in leitenden Positionen. Die erste Spalte be-schreibt den Tätigkeitsbereich. Die zweite Spalte erklärt das Anforderungsprofil. Aus diesem resultiert die Zuordnung der beruflichen Möglichkeiten (Spalte 3–4) mit ja und nein.

Tätigkeitsbereich	Anforderungsprofil	Fach-hoch-schul Absol-vent	Be-rufs-fach-schul Absol sol-vent
Angestelltenver-hältnis in Klinik oder Praxis	Der Angestellte muss mindestens einen Abschluss der Berufsfach-schule nachweisen. Die absolvier-ten berufsspezifischen Fachfortbil-dungen sind entscheidend.	Ja	Ja
Selbstständiger, niedergelassener Physiotherapeut/in	Zu Erlangung der Kassenzulassung ist ein Abschluss der Berufsfach-schule ausreichend. Um spezielle, höher dotierte Abrechnungsmög-lichkeiten durchführen zu dürfen bedarf es entsprechender Fachaus-bildungen.(z.B. Manuelle Thera-pie)	Ja	Ja
Leitende therapeu-tische Tätigkeit in Klinik und Praxis	Die Vorgaben der Krankenkassen verlangen eine abgeschlossene physiotherapeutische Fachschul-ausbildung. Viele Stellenaus-schreibungen fordern von Seiten des Arbeitgebers zunehmend für leitende Aufgaben einen Hoch-schulabschluss.	Ja	Ja, Ten-denz nein

Lehrtätigkeit an Berufsfachschulen	Die Regierungspräsidien der einzelnen Länder Deutschlands haben unterschiedliche Vorgaben. In Baden - Württemberg muss eine Lehrkraft mindestens 200h fachspezifische Fortbildung in Pädagogik nachweisen. Von Seiten des Arbeitgebers wird zunehmend ein Hochschulabschluss verlangt.	Ja	Ja, Tendenz nein .
Lehrtätigkeit an Fachhochschulen	Die Regierungspräsidien haben festgelegt, dass ein Dozent einer Fachhochschule den Hochschulabschluss des entsprechenden Studiengangs haben muss. Dieser sollte möglichst eine Stufe über dem zu Lehrenden Studiengang sein. D.h. Lehre bei Bachelorstudiengängen = Dozent mit Masterabschluss. Lehre bei Masterstudiengängen = Dozent mit Promotion.	Ja	Nein
Wissenschaft und Forschung	Die Hochschulstudiengänge sind erst seit wenigen Jahren möglich. Dadurch gibt es nur sehr wenige wissenschaftliche Einrichtungen für Physiotherapie. Die Anforderungsprofile für diese Aufgabenbereiche setzen i.d.R. einen Bachelor- und Masterabschluss voraus.	Ja	Nein

Promotion	Eine Promotion ist mit dem Erreichen von 300 ECTS möglich. Dies beinhaltet ein Bachelor- und Masterstudium. Da es in Deutschland nur sehr wenige Lehrstühle für Physiotherapie gibt, ist eine Promotion derzeit kaum möglich. Jedoch kann u.U. bei thematischer Gegebenheit in verwandten Fachdisziplinen promoviert werden (z.B. Sport- und Rehabilitationswissenschaften).	Ja	Nein
Krankenkassen im Bereich Präventionsangebote	Es muss mindestens einen Abschluss der Berufsfachschule nachweisen werden. Die absolvierten berufsspezifischen Fachfortbildungen sind entscheidend.	Ja	Ja
Industrie, z.B. Arbeitsplatz Ergonomie - Beratung	Tätigkeiten in der Industrie unterliegen der freien Vereinbarung zwischen Arbeitgeber und Arbeitnehmer, solange keine therapeutischen Tätigkeiten im Sinne von Patientenbehandlungen durchgeführt werden.	Ja	Ja

Tabelle 8: Quelle: (Pfister, 2011):Vergleich Fachschule/Hochschule Physiotherapie

3 Die physiotherapeutische Einzelbehandlung

Der Heilmittelbericht der allgemeinen Deutschen Krankenkasse für das Jahr 2014 zeigte ein Gesamtaufkommen für Heilmittel von 5,77 Milliarden Euro, bei 70,3 Millionen Versicherten der gesetzlichen Krankenkassen (Walterbacher, 2015). Der darin enthaltene Umsatz für physiotherapeutische Leistungen belief sich auf 4,1 Milliarden Euro und ist somit der größte Kostenanteil der Heilmittel. Hiervon waren 47% der Verordnungsindikationen muskoloskeletale Erkrankungen. Es ergaben sich hieraus rein rechnerisch Durchschnittskosten für jede/n Versicherte/jeden Versicherten der gesetzlichen Krankenkassen von 52,45 Euro. Den größten Anteil der Verordnungen in absoluten Zahlen betrachtet wurde durch die Allgemeinmediziner erstellt. Im prozentualen Verhältnis von Anzahl der Ärztinnen und Ärzte zu Verordnungsvolumen nehmen die Orthopädinnen und Orthopäden den ersten Rang ein (Tabelle 9).

Facharztgruppe	Anzahl der Vertragsärzte*	Leistungen absolut in Tsd.	Veranlasster Umsatz absolut in Tsd. Euro	Anteil an Leistungen in Prozent
Allgemeinmediziner/ Praktische Ärzte	40.632	13.607	1.603.717	36,9
HNO-Ärzte	4.405	74	9.324	0,2
Kinderärzte	7.358	536	109.049	1,5
Orthopäden	7.283	11.206	934.291	30,4
Psychiater/ Ärztl. Psychotherapeuten/Nervenärzte	6.798	1.307	268.630	3,5
Internisten	25.654	4.111	535.025	11,1
Chirurgen	7.332	4.042	371.368	11,0
Weitere Arztgruppen	44.173	2.018	335.067	5,5
Alle Vertragsärzte	143.635	36.901	4.166.470	100

Tabelle 9: Quelle: (Walterbacher, 2015): Durch Vertragsärzte verordnete physiotherapeutische Leistungen

Dem Heilmittelbericht zufolge wurden 251 Millionen physiotherapeutische Leistungen für das Jahr 2014 erbracht (Walterbacher, 2015). Das größte Anteilvolumen mit 46,7% hat hiervon die physiotherapeutische Einzelbehandlung. Da es sich bei den anderen Therapieformen wie Manuelle Therapie, manuelle Lymphdrainage, ZNS-Krankengymnastik und der Massage ebenfalls um Einzeltherapieformen handelt, berechnen sich kumuliert 81,5% Einzeltherapieformen für das Jahr 2014. Dies entspricht in absoluter Zahl 204,565,000 physiotherapeutischer Einzeltherapieformen oder anderes formuliert physiotherapeutischer Einzelbehandlungen. Dem gegenüber sind die Wärme- und Kälteanwendungen ergänzende Maßnahmen die entweder während der Therapie oder im Anschluss verabreicht wurden (Tabelle 10).

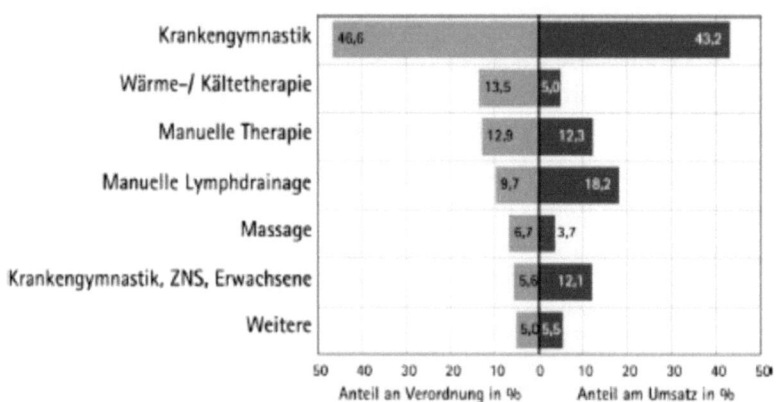

Tabelle 10: Quelle: (Walterbacher, 2015): Die verordnungsstärksten Leistungen der Physiotherapie

3.1 Ärztliche Verordnung

Die ambulante physiotherapeutische Einzelbehandlung wird durch die ärztliche Verordnung mittels eines Rezeptes eingeleitet, oder bei stationären Patientinnen/Patienten anhand einer hausinternen ärztlichen Anforderung (Boxberg, 2014). Ohne die ärztliche Verordnung darf eine Physiotherapeutin/ein Physiotherapeut keine Behandlungen durchführen, da in Deutschland die Diagnoseerstellung, als Grundvoraussetzung einer Behandlung, ausschließlich Ärztinnen/Ärzten und Heilpraktikerinnen/Heilpraktikern vorbehalten ist (Kassenärztliche-Vereinigung-Bayern, 2015) . Der sogenannte „Direct Access", die Behandlung durch Physiotherapeut/innen ohne ärztliche Verordnung, ist gegenwärtig rechtswidrig und nicht versicherbar (Boxberg, 2014). Die Berufsverbände setzten sich aktuell für die Schaffung der rechtlichen Grundlagen bezüglich des „Direct Access" ein. Hierbei gibt es erheblichen Wiederstand von Seiten der deutschen Ärzteschaft-vertretungen (Boxberg, 2014).

Bei einem Rezept für eine physiotherapeutische Einzelbehandlung handelt es sich um eine für alle gesetzlichen Krankenkassen einheitlich standardisierte Druckvorlage. Diese muss neben den personenbezogenen Daten auch die Diagnose, die verordnete Therapieform, die absolute und wöchentliche Anzahl der Therapieeinheiten und den Indikationsschlüssel beinhalten. Zudem die Vorgabe des spätesten Beginns der Behandlung (Heilmittelkatalog, 2011).

Patienteninnen/Patienten mit einem Rezept für die ambulante physiotherapeutische Einzelbehandlung kontaktieren eine niedergelassene Physiotherapeutin/einen Physiotherapeuten zur Terminvereinbarung. Die Patientin/der Patient hat hierbei ein freies Physiotherapeutinnen/Physiotherapeuten Wahlrecht (Bährle, 2011). Eine ärztliche Zuweisung zu einer Physiotherapeutin/einem Physiotherapeuten ist gesetzlich verboten. Die Ärztin/der Arzt muss bei einer Empfehlung, beispielsweise aufgrund einer indikationsbezogenen Spezialtherapie, immer mehrere Praxen empfehlen (Bährle, 2011).

Kam es zu einer Terminvereinbarung muss die Behandlung grundsätzlich innerhalb von 10 Werktagen begonnen werden (Heilmittelkatalog, 2011). Abweichend davon kann aufgrund einer medizinischen Indikation der späteste Behandlungsbeginn verlängert werden (Heilmittelkatalog, 2011).

Die ambulante physiotherapeutische Einzelbehandlung wird aktuell mit € 14,92 von der Krankenkasse vergütet. Die o.a. anderen Einzelbehandlungsleistungen werden nur geringfügig abweichend entlohnt. Für eine Manuelle Therapie erhält eine Praxisbetreiberin/ein Praxisbetreiber € 16,56. Für eine 30-minütige manuelle Lymphdrainage werden € 14,50 vergütet (Krankenhausgesellschaft, 2015). Aufgrund der rudimentären Vergütungen sind die meisten Praxen nicht rentabel (Hügler, 2013).

Bei stationären Patientinnen/Patienten wird die ärztliche Anforderung durch ein hausinternes Anforderungssystem übermittelt. Hierbei gibt es spezielle Computerprogramme wie z.B. Orbis oder es werden händisch via Papier Anforderungen ausgestellt. Sobald die Anforderung bei der Physiotherapie angekommen ist werden die Patient/innen behandelt (Mühlacker, 2015). Zumeist haben die verschiedenen Einrichtungen entsprechende Verfahrensanweisungen bis zu welchem Zeitpunkt die Patient/innen spätestens behandelt werden müssen. Eine mögliche Regelung ist, dass Patient/innen die bis 8.00 Uhr angemeldet wurden noch am selben Tag behandelt werden. Bei Anmeldungen bis 10.00 Uhr wird fallbezogen entschieden, alle späteren Anmeldungen werden am folgenden Tag behandelt (Mühlacker, 2015). Die Vergütung der stationären physiotherapeutischen Behandlung ist mit der Fallpauschale abgegolten, bzw. wird dort gar nicht aufgeführt. Die Klinik erhält somit keine zusätzliche Vergütung für jegliche Therapie. Anders ausgedrückt ist die Physiotherapie ein reiner Kostenfaktor bei der Versorgung stationärer Patient/innen.

Erhält ein Krankenhaus z.B. für den endoprothetischen Einsatz einer Hüftendoprothese € 7500.- sind damit alle Kosten wie z.B. die Pflegeleistungen, Liegedauer, Essensversorgung, Visiten, Medikamente und Verbrauchsmaterial, Raumkosten, Verwaltungskosten u.v.m. abgegolten. Nur bei multimorbiden Patientinnen/Patienten gibt es diagnoseabhängige Zuschläge. Je jünger und gesünder die Patientin/der Patient ist umso höher sind die entsprechen Abschläge, da von Seiten der Kassen von einem verminderten Pflege- und Therapieaufwand ausgegangen wird. Diese Regelung führte zur Etablierung von Kodierfachkräften in den Kliniken. Deren Aufgabe ist es jede Patientin/jeden Patienten optimal im Sinne der höchstmöglichen Abrechnung gegenüber den Kostenträgern zu kodieren (Wirtschaftslexikon, 2016).

Für die Physiotherapie bedeutet dies eine permanente Darstellung der Notwendigkeit der Therapie um nicht sogenanntes Sparpotential zu sein. Die stationäre Hauptanforderung an die Therapie ist die schnelle Mobilisierung der Patient/innen um das Bett baldigst neu belegen zu können. Hierfür werden auch zunehmend Therapieassistent/innen eingesetzt, mit einem deutlich geringeren Gehalt. Durch wen, in welcher Intensität, Frequenz und mit welchen Methoden die Patientin/der Patient behandelt wird obliegt jeder Klinik im freien Ermessen. Letztlich entscheidet der behandelnde oder operierende Arzt und trägt hierfür die Verantwortung.

3.2 Zeitbudget

Die physiotherapeutische Einzelbehandlung beinhaltet bei einer Vollzeitanstellung (40-Stunden-Woche) im Durchschnitt eine tägliche Behandlungsanzahl von 16 - 24 Patientinnen/Patienten, bei einem 20 - 30 Minuten Takt (Grosch, 2015).

Der Ermessenspielraum bezüglich der Dauer der Behandlung wird von den Krankenkassen vorgegeben. So beinhaltet z.B. eine einfache Verordnung zur physiotherapeutischen Behandlung eine verbindliche Zeitspanne zwischen 15 – 25 Minuten. Dies gilt auch für spezielle Behandlungsmethoden wie Manuelle

Therapie, oder Physiotherapie auf neurophysiologischer Grundlage (Heilmittelkatalog, 2011).

Andere Therapieformen haben eine eindeutige Zeitvorgabe. Z.B. gibt es für Manuelle Lymphdrainage Verordnungen mit entweder 30, 45 oder 60 Minuten. Auch die Physiotherapie an Trainingsgeräten (PT-Gerät Verordnung) ist mit einer Behandlungsdauer von 60 Minuten festgelegt (Heilmittelkatalog, 2011).

Diese Zeitvorgaben und die im vorherigen Kapitel beschriebene defizitäre Vergütung haben zu zwei Systemen der Zeitplanung in den ambulanten Einrichtungen geführt.

Diejenigen, die eine Anmeldekraft beschäftigen, behandeln in der Regel 3 – 4 Patientinnen/Patienten in der Stunde, bezogen auf eine einfache Physiotherapieverordnung. Durch diese hohe Patient/innen Frequenz, bedingt durch die Einhaltung der zeitlichen Mindestanforderung, wird versucht die Kosten für die Anmeldekraft zu finanzieren (Grosch, 2015).

Zumeist kleinere Einrichtungen mit bis zu fünf Mitarbeiterinnen/Mitarbeitern haben keine Anmeldekraft. Sie vergeben die Termine im 30-minütigem Rhythmus. Davon werden ca. 20 Minuten für die Behandlungen verwendet, was den Anforderungen der Kostenträger entspricht. Die restlichen zehn Minuten werden für die Terminplanung und andere administrativen Aufgaben verwendet (Grosch, 2015).

Für beide Systeme ist die Anzahl der Mitarbeiter/innen ausschlaggebend. Ab einer gewissen Anzahl ist die Selbstverwaltung durch die Therapeut/innen zeitlich und organisatorisch nicht mehr umsetzbar. Hier bedarf es einer Anmeldekraft die die Planung im Gesamten steuert und durchführt.

3.3 Räumliche Verhältnisse

Die räumliche Mindestanforderung einer physiotherapeutischen Praxis beträgt von Seiten der Krankenkassen 50m². Hiervon müssen mindestens 32m² als Therapiefläche ausgewiesen sein, wovon ein Raum mindestens 20 m² Fläche ausweisen muss. Diese Mindestanforderung gilt für maximal den Eigentümer und einer weitere Vollzeitkraft (Physio, 2013). Für jede weitere Physiotherapeutin/weiteren Physiotherapeuten muss eine Mindesttherapiefläche von 12m² vorhanden sein. Die Therapieräume müssen durch feste Wände getrennt sein. Sollte gerätegestützte Krankengymnastik angeboten werden ist eine zusätzliche, getrennte Fläche von mindestens 30m2 nachzuweisen (Physio, 2013).

Die Raumhöhe muss durchgehend 2,50 Meter sein. Es muss für eine ausreichende Be- und Entlüftung gesorgt werden, sowie für eine ausreichende Beleuchtung. Tageslicht ist nicht explizit vorgeschrieben (Physio, 2013).

Der aktuelle Trend zeigt eine Tendenz zur flächenmäßig kleineren Praxen. Dies liegt darin begründet, dass nach den Personalkosten mit durchschnittlich 45 % der Gesamtkosten, die Raumkosten mit ca. 10 % der zweitgrößte Kostenfaktor ist (IFO-Institut, 2014). Praxisbetreiberinnen/Praxisbetreiber versuchen durch Flächenreduzierung, bei gleichbleibender Anzahl von Mitarbeiterinnen/Mitarbeitern, Kosten zu reduzieren, bzw. rentabel zu bleiben. Da eine Verkleinerung innerhalb der angemieteten Räume oftmals schwierig ist, wird versucht durch Untervermietung Kostendeckungsbeiträge zu generieren.

Alternativ werden neue, kleinere Praxisflächen angemietet. Hierbei wird versucht die Behandlungsräume so klein wie möglich zu halten, in Anlehnung an die Mindestauflage von 12m2 pro Behandlungsraum (Alten, 2012).

Folgend wird zum besseren Verständnis über die räumlichen Verhältnisse ein Behandlungsraum dargestellt.

Geht man von einer optimalen Grundfläche von 4 x 3 Meter aus steht i.d.R. in der Mitte des Raums eine Behandlungsbank. Diese hat die Grundmaße von ca. 2 Meter Länge und 60 cm Breite. Zur Behandlung wird eine freie Fläche rund um die Bank von 80–100 cm benötigt. Hinzu kommt in der Regel noch ein Schrank oder zumindest mehrere Ablageregale für Arbeitsmaterialien. Weiter findet man häufig Wandhalterungen für Pezzibälle oder Trainingsmatten (Physio, 2013).

Für die Behandlerin/den Behandler steht i.d.R. ein rollbarer Hocker zu Verfügung. Eine kleine Garderobe für die Patientin/den Patient gehört ebenfalls zum Standard. Bedenkt man zusätzlich die bauamtliche Vorschrift, dass Türen in Praxen grundsätzlich so installiert sind, dass diese nur nach innen geöffnet werden können, muss die Fläche des Türradius entsprechend frei gehalten werden und verringert zusätzlich die verfügbare Raumflache (Physio, 2013).

Insgesamt verbleiben der Physiotherapeutin/dem Physiotherapeuten nur der o.a. Radius von max. einem Meter um die Behandlungsbank.

Andere Voraussetzungen finden sich bei den Privatpraxen. Hier liegt der Trend bei großzügigen und modernen Behandlungsräumen mit ansprechendem Ambiente. Da der relativ kleine Markt (ca. 20% Marktanteil) um die privatversicherten oder selbstzahlenden Patient/innen hart umkämpft ist, versuchen die Privatanbieter/innen neben ihrer Behandlungsqualität, auch durch optimale räumliche Gegebenheiten diese Patient/innen für sich zu gewinnen (IFO-Institut, 2014). Da die Privatpraxen nicht an die räumlichen Anforderungen der gesetzlichen Krankenkassen gebunden sind sondern lediglich den Bestimmungen der Gesundheits- und Bauämter nachkommen müssen, haben die Privatpraxen-Betreiber/innen einen erheblich größeren Spielraum für die Gestaltung der Praxisräume (Donner, 2014).

4   Das Verhältnis von Nähe und Distanz in der physiotherapeutischen Einzelbehandlung

Nähe und Distanz sind im zwischenmenschlichen Bereich allgegenwärtig, privat wie beruflich. Überall wo Menschen interagieren besteht ein individuelles Bedürfnis nach einem der Situation entsprechend adäquatem Verhältnis von Nähe und Distanz (Pötz, 2008).

Auch die Philosophie beschäftigt die Bipolarität von Nähe und Distanz (Marzano, 2013).

Schon Johann Wolfgang von Goethe beschrieb seine Gedanken im übertragenden Sinne hierzu in folgendem Gedicht:

„Im Atemholen sind zweierlei Gnaden: Die Luft einziehen, sich ihrer entladen; Jenes bedrängt, dieses erfrischt; So wunderbar ist das Leben gemischt. Du danke Gott, wenn er dich presst, und dank ihm, wenn er dich wieder entlässt (Goethe, 1814).

In den sozialen Berufen ist die eigene Persönlichkeit das wichtigste Instrument (Bauer, 2006). Zudem bekommt in den sozialen, pädagogischen, medizinisch-therapeutischen und pflegenden Berufen das Verhältnis von Nähe und Distanz eine ausgeprägte Gewichtung, da neben dem zwischenmenschlichen Prozess auch die besonderen Rollenverteilungen hinzukommen (Pötz, 2009).

Für Tätige in sozialen Berufen wird von staatlicher Seite eine Haltung der distanzierten Anteilnahme empfohlen (Bundesministerium für Familie-1, 2015).

In der Pädagogik wird die Angst vor zu großer Nähe und dem damit vermeintlich verbunden Verlust der Kontrolle über die berufliche Situation, als mögliche Ursache für einem überproportionalen Aufbau von Distanz gesehen. Zudem kann zu viel Nähe im Beruf zu Auswirkungen auf die persönlich-private Ebene haben (Cloos & Thole, 2006).

Für Angehörige der Pflegeberufe wird betont, dass das passende Verhältnis zwischen Nähe und Distanz für jede Patientin/jeden Patienten neu erarbeitet werden muss. Dies erfordert ein hohes Maß an situativem Einfühlungsvermögen (Pötz, 2009).

In den medizinisch-therapeutischen Berufsfeldern wird empfohlen frühzeitige und eindeutige Grenzen aufzuzeigen, sowie aus einem professionellen Mitgefühl nicht persönliches Mitleiden entstehen zu lassen. Zudem sollte eine regelmäßige Supervison angeboten werden (Pötz, 2008).

Auch die Fähigkeit Beziehungen zu ermöglichen, zu halten aber auch zu beenden, muss bewusst eingesetzt werden um ein professionelles Verhältnis zu Nähe und Distanz zu zulassen (Esch, 2015).

Für Ärztinnen/Ärzte scheint die Kombination aus hoher beruflicher Verantwortung, Arbeitsverdichtung und einem Defizit zwischen Nähe und Distanz eine besonders belastende Situation zu sein. Suchtprobleme und Suizide liegen bei dieser Berufsgruppe statistisch höher als bei anderen Berufsgruppen (Esch, 2015).

Im speziellen für das Berufsbild der Physiotherapie wurde mittels eines Fragenbogens eine Studie im Zeitraum von 2003–2005 mit 495 beteiligten physiotherapeutischen Berufsfachschüler/innen durchgeführt. U.a. wurden die sozialkommunikativen Kompetenzen ermittelt. Hierbei zeigten sich erhebliche Defizite, besonderes im Umgang mit schwierigen Situationen (Meriaux-Kratochvila, 2006).

Patientinnen und Patienten wünschen sich eine ausgeprägte sozialkommunikative Kompetenz, die unmittelbare Auswirkungen auf das Verhältnis von Nähe und Distanz hat. Dies belegte eine Studie über die Bedürfnisse und Wünsche der Patientinnen/Patienten in der Physiotherapie. Hierzu wurden 377 Teilnehmer/innen befragt. Das Ergebnis zeigte, dass nicht nur eine entsprechend fachliche Kompetenz erwartet wurde sondern dass auch ein vertrauensvolles Verhältnis zwischen Therapeut/innen und Patient/innen bestehen soll. Es zeigte sich zudem von Seiten der Patient/innen eine höhere Wahrnehmung der therapeutisch-kompetenten psychosozialen Kommunikation gegenüber der fachlichen Kompetenz (Dehn-Hindenburg, 2010).

4.1 Definitionen von Nähe und Distanz

Da wie oben erwähnt die Begriffe von Nähe und Distanz in den verschiedensten Berufs- und Lebensbereichen vorkommen gibt es entsprechend unterschiedliche Sichtweisen bezüglich der Definitionen von Nähe und Distanz.

Im zwischenmenschlichen Kontext kann die Nähe als das Bedürfnis nach Geborgenheit, Mitgefühl, Harmonie, Bestätigung und sozialer Interessen verstanden werden. Dem Gegenüber die Distanz als das Bedürfnis nach Autonomie, Unabhängigkeit und dem Wunsch nach Abgrenzung gegenüber anderen Menschen (Tohmann & Schulz von Thun, 2006).

Autorinnen der Sozialpädagogik sehen das Verhältnis von Nähe und Distanz als ein Charakteristikum ihrer Disziplin, eine Balance halten zu können zwischen dem Ermöglichen adäquater Nähe, als Ausdruck von Empathie einerseits und andererseits der Fähigkeit eine entsprechende Distanz bewusst einhalten zu können (Dörr & Müller, 2012).

In der Psychologie wird das Verhältnis von Nähe und Distanz ja nach Fachbereich und Therapieschwerpunkt u.a. als Basis für die empathische Kompetenz definiert. Diese besteht aus der Fähigkeit zwischen Identifizierung und Distanzierung zu oszillieren (Kutter, 1989).

Eine andere psychologische Definition versteht das Verhältnis von Nähe und Distanz als grundsätzliches Thema zwischen Therapeut/in und Patient/in, im Sinne die Patientin/den Patienten zu verstehen, sich aber nicht persönlich und oder thematisch besetzen lassen. Die Erhaltung des intermediären Raumes ist entscheidend für eine adäquates Nähe- und Distanzverhältnis (Sachsse, et al., 2006).

Für die medizinisch-therapeutischen Berufe, wie Medizin, Pflege, Ergotherapie, Logopädie und Physiotherapie wird das Verhältnis von Nähe und Distanz als stimmige Nähe sowie nötige Distanz definiert (Pötz, 2009). Es wird als wichtige Lern- und Entwicklungsaufgabe für die Therapeut/innen gesehen, da es berufsbedingt häufig zur Grenzüberschreitung der intimen Distanzzone kommt. Aufgrund der fehlenden körperlichen Distanz ist es notwendig eine angemessene emotionale Distanz zu entwickeln (Pötz, 2009).

4.2 Das Verhältnis von Nähe und Distanz in der physiotherapeutischen Einzelbehandlung

Jede Patientin und jeder Patient möchte als Individuum von der Physiotherapeutin oder dem Physiotherapeuten wahrgenommen und behandelt werden. Dies erfordert im Durchschnitt 20-mal täglich einen professionellen Umgang mit dem Verhältnis von Nähe und Distanz. Die passende Balance zwischen Nähe und Distanz ist dann gegeben, wenn die Physiotherapeutin/der Physiotherapeut, der Patientin oder dem Patienten ein adäquates Einfühlungsvermögen entgegenbringen kann (Pötz, 2009).

Zur Nähe und Distanz gehören auch die Gefühle der Sympathie und Antipathie. Insbesondere bei einer Dominanz der Antipathie vonseiten der Physiotherapeutin/des Physiotherapeuten ist gegenüber der Patientin/dem Patienten die Gefahr einer Reduzierung der Arbeitsfreude gegeben (Bremer, 2006).

Wie die im Unterkapitel 2.2 dargestellten Lehrpläne gezeigt haben, ist der Umgang mit Nähe und Distanz zwischen Therapeut/innen und Patient/innen kein curricular festgelegter Lehrinhalt des Berufsbildes. Dieser Umstand wird von Vertreter/innen des Berufstandes kritisiert, da der professionelle und erlernte Umgang mit dem Verhältnis von Distanz und Nähe als grundlegend notwendig für die Berufsausübung gesehen wird (Völker, 2010).

Ein ausgeprägtes emotionales und kognitives Bewusstsein, als Voraussetzung zum bewussten Verhältnis von Distanz und Nähe, wird Physiotherapeut/innen attestiert. Jedoch fehlen ihnen größtenteils die erlernten Handlungskompetenzen (Bierstedt, 2008).

Auch die verstärkte Berücksichtigung der psychischen Aspekte im Therapeut/in–Patient/in Verhältnis wird für die tägliche Berufsausübung zunehmend gefordert:

„Die in zwischenmenschlicher Berührung und persönlichen emotionalen Aspekten existierende Intimität verdeutlicht, dass es höchste Zeit ist, sich von der Körper-Maschine-Sichtweise zu distanzieren, um sich mit ganzer Kraft der Erforschung der psychologischen Fakten widmen zu können" (Nathan, 2001)

Zudem werden die geringen Forschungen zu diesem Thema bemängelt, da es für wissenschaftliche Erkenntnisse, speziell für die physiotherapeutische Einzelbehandlung, einen großen Bedarf bei Physiotherapeutinnen und Physiotherapeuten an Hilfestellung zum professionellen Umgang mit dem Verhältnis von Nähe und Distanz gibt (Hüter-Becker, et al., 2015).

4.2.1 Professionelle Nähe

Die professionelle Nähe bedeutet die beruflich emotionale Zuwendung und beinhaltet die äußere Nähe und den inneren Kontakt (Abbildung 1).

Speziell die äußere Nähe befindet sich häufig in der Intimzone der Interakteure, da die meisten physiotherapeutischen Behandlungen direkt am Körper der Patientin/des Patienten durchgeführt werden, trotz manchmal widriger Umstände wie Ekel, Wut, Ärger, Antipathie oder Aggression (Pötz, 2009).

Der innere Kontakt, als Synonym für die professionelle Empathie, beschreibt die Bereitschaft sich für die Dauer der Therapie in die Patientin/den Patienten hinein zu versetzten, bzw. einzufühlen. Es bedeutet den bewusst temporär zugelassenen Perspektivenwechsel. Hierbei darf es nicht zu Identifikation mit den Problemen der Patientin/des Patienten kommen. Eine Identifikation würde bedeuteten, dass die Therapeutin/der Therapeut annimmt selber die Gefühle der Patientin/des Patienten zu durchleben. Diese Entwicklung gefährdet den Therapieprozess und ist unprofessionell, da es die Individualität eines jeden Menschen missachtet (Pötz, 2009). Dabei bedeutet individuell, dass es je nach Situation auch eine Tendenz zu vermehrter oder verminderter äußerer Nähe geben kann. Vermindert z.b. bei aggressivem Patientenverhalten, vermehrt z.b. bei hochgradiger Pflegebedürftigkeit.

Für den inneren Kontakt gilt dies ebenso. Dieser kann aufgrund einer realen eigenen Erfahrung distanzierter gehalten werden. Z.B bei gleicher Verletzung aufgrund eines Unfalles. Einen näheren inneren Kontakt kann z.b. bewusst bei einer hohen Sympathie oder gleichen Interessen zugelassen werden. Die Grenzen sind hierbei sind in beiden Fällen fließend.

Auf der Basis einer individuell austarierten äußeren Nähe und dem inneren Kontakt kann die Patientin/der Patient eine professionelle Zuwendung entgegengebracht werden (Pötz, 2009).

4.2.2 Professionelle Distanz

Das notwendige Korrektiv zur professionellen Nähe ist die professionelle Distanz. Diese ist u.a. notwendig um auch unangenehme Tätigkeiten durchführen zu können, sollte aber nur temporär und bewusst eingesetzt werden. Bei einer dauerhaften Distanz besteht die Gefahr der inneren Kälte, die zu einer psychischen Belastung der Therapeutin/des Therapeuten führen kann (Pötz, 2009). Grundsätzlich soll eine reflektierte Distanz eingenommen werden um die Situationen lösungsorientiert analysieren zu können (Abbildung 1) Dadurch soll auch verhindert werden, dass unangenehme oder belastende Menschen oder Situationen gemieden werden. Folgende Hinweise sollen den Zugang zur professionellen Distanz erleichtern:

- Das temporäre Ausschalten des eigenen Erlebens
- Einen inneren funktionalen Abstand gegenüber den eigenen Emotionen einhalten
- Durch Kommunikation jegliche Grenzüberschreitung transparent machen (Pötz, 2009)

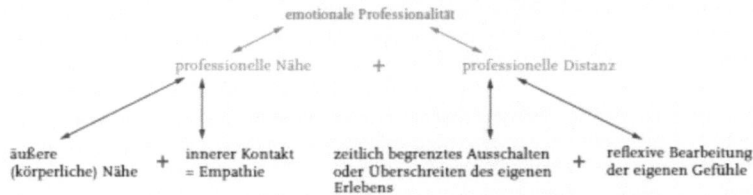

Abbildung 1: Quelle: (Pötz, 2008): Emotionale Professionalität.

4.2.3 Ungünstige Faktoren für das Verhältnis von Nähe und Distanz

Es gibt verschiedene Faktoren, die das Verhältnis von Distanz und Nähe zwischen der Therapeutin/dem Therapeuten und der Patientin/dem Patienten negativ beeinflussen können. Z.B. das alleinige Verlassen auf die Fachkompetenz ohne die Bereitschaft sich auf die Beziehungsebene einzulassen (Pötz, 2008). Zudem wird das Mitleiden anstelle von Empathie genannt (Hüter-Becker, et al., 2015). Weiter werden persönliche Unsicherheiten von Therapeut/innen im Umgang mit schwierigen Situationen und Patient/innen aufgeführt. Dies soll hauptsächlich junge oder berufsunerfahrene Therapeut/innen betreffen (Pötz, 2008). Ein weiter Punkt ist die zu hohe Erwartung an den Therapieerfolg an die Therapeutin/den Therapeuten und ein unangemessenes Verhalten mit ggf. Grenzüberschreitungen von Seiten der Patientinnen/des Patienten (Hüter-Becker, et al., 2015). Zudem wird ein zu großes Gefälle auf der Beziehungsebene aufgrund der bedingten Abhängigkeit der Patientin/des Patienten gegenüber der Therapeutin/dem Therapeuten als negativer Faktor aufgezeigt. Bedingt je nach Schwere der Erkrankung und den Persönlichkeitsstrukturen von Therapeut/innen und Patient/innen (Pötz, 2008).

Ein weiterer ungünstiger Faktor wird durch die Störung der empathischen Kompetenz gesehen. Mögliche Ursachen können die mangelhafte Identifizierung/Einfühlung sein. Ferner die Überidentifizierung mit den Patient/innen sowie die zeitstabile unreflektierte Haltung der Therapeut/innen sein (Rüger, 2014). Die Formen des unreflektierten Funktionalisierens stellen sich wie folgt dar (Tabelle11).

Konfliktbereich	Nicht reflektiertes Verhalten des Therapeuten
Versorgung vs. Autarkie (Oralität)	Oral-ausbeuterisches Agieren
Abhängigkeit vs. Autonomie	Agieren der eigenen Bindungsbedürftigkeit
Unterwerfen vs. Kontrolle	Agieren von Dominanzansprüchen
Selbstwert I narzisstisches Regulativ	Patient wird Selbst-Objekt
Selbstwert II	Narzisstische Besetzung des angewandten Behandlungsverfahrens
Über-Ich und Schuldthematik (egoistische vs. prosoziale Tendenzen	Überbewertung eigener Werte und Normen (gegenüber dem Patienten)
Ödipal-sexuelle Konflikte	Übertragungsverliebtheit d. P. narzisstisch verarbeiten sexueller Missbrauch

Tabelle 11: Quelle: (Rüger, 2014): Unreflektierte Therapeutenhaltung

5 Die räumlichen Distanzzonen in der physiotherapeutischen Einzelbehandlung

Um im Privat- wie im Berufsleben erfolgreich sozial interagieren zu können bedarf es eines entsprechenden Repertoires an sozialem Wissen (Duppel, 2005). Dieses wird jedoch größtenteils unsystematisch und implizit angewendet. Soziale Interaktion beinhaltet auch die nonverbale Kommunikation mit den Distanzzonen. Diese sind allgegenwärtig im beruflichen Alltag von medizinisch-therapeutischen Berufen (Duppel, 2005).

5.1 Entstehung der räumlichen Distanzzonen

Die Erforschung der menschlichen und tierischen nonverbalen Ausdrucksformen der Emotionen wurde erstmals von Charles Darwin beschrieben (Darwin, 1872). Dieser erforschte die Köperhaltung, das Blickverhalten, den Gesichtsausdruck und das Distanzverhalten als Möglichkeiten zur nonverbalen Kommunikation (Darwin, 1872). Er schrieb der nonverbalen Kommunikation eine deutlich höhere Gewichtung zu als die Sprache es zum Ausdruck zu verbringen mag. Er begründete dies aus Sicht der Evolutionsperspektive. Nonverbale Signalsysteme sind evolutionär älter als die Lautgebungsmöglichkeiten oder die Sprache und deswegen der Situation besser angepasst (Darwin, 1872).

Zudem werden nonverbale Botschaften viel schneller und unbewusster gesendet und wahrgenommen als es die Sprache vermag (Darwin, 1872).

Auf der Basis von Darwins Erkenntnissen entwickelte der Schweizer Zoologe Heini Hediger ein Modell der Distanzzonen (Hediger, 1934). Er beobachtete, dass manche Tierarten zum Erhalt der Territorialität im Sinne des Selbstschutzes über Distanzierungsmechanismen verfügen.

Er beschrieb erstmalig vier Distanzierungsmechanismen bei Tieren, wobei er aufgrund der artspezifischen Unterschiede keine metrische Einteilung vornahm:

- die Fluchtdistanz:

Hierbei handelt es sich um die Distanz die ein Tier zu einem ihm unbekannten Objekt oder Lebewesen einhält. Wird diese unterschritten reagiert das Tier mit Flucht.

- die kritische (Angriffs-) Distanz:

Wird das Tier verfolgt beginnt die kritische Distanz. Solange die Verfolgerin/der Verfolger außerhalb dieser Distanz bleiben versucht das Tier zu fliehen. Dringen die Verfolgerin/der Verfolger in die kritische Distanz ein, oder wird das Tier aufgrund von unüberwindbaren Hindernissen an der weiteren Flucht gehindert, wendet es sich seiner Angreiferin/seinem Angreifer zu und begibt sich in die Angriffsdistanz.

- Die Individualdistanz:

Diese richtet sich nach der sozialen Veranlagung des Tieres und ist bei Einzel-gänger–Tieren vorhanden. Die metrische Distanz ist unterschiedlich ausgeprägt, je nach Tierart und Individuum.

- Die Gruppendistanz:

Diese richtet sich ebenfalls nach der sozialen Veranlagung des Tieres und ist bei Gruppen- oder Herdentieren je nach Tierart und Individuum unterschiedlich ausgeprägt vorhanden
(Hediger, 1934).

Auf der o.a. Basis wurde kurze Zeit später das menschliche Distanzverhalten erforscht. Erstmals wurde der Begriff „Personal Space", oder auch „Personaler Raum" beschrieben, der den Grenzradius eines Menschen zeigte (Katz, 1937). Sinnbildlich wurde der personelle Raum als eine Blase dargestellt, die Personen umgibt (Hayduck, 1983).
Eine Literaturrecherche bezüglich des Forschungsaufkommens zum Thema Personal Space zeigte, dass im Zeitraum von 1937 bis 2003 das größte Aufkommen von wissenschaftlichen Veröffentlichungen zwischen 1975 und 1985 lag (Roeder, 2003). 1975 waren es ca. 250 Veröffentlichungen, 1980 ca. 400 Veröffentlichungen und 1985 wieder ca. 250 Veröffentlichungen. 2003 gab es noch ca. 50 Veröffentlichungen (Tabelle 12).

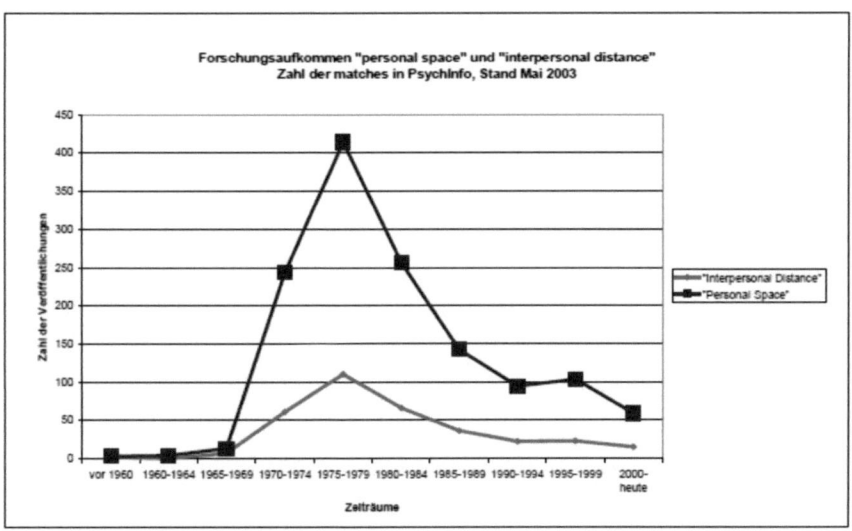

Tabelle 12: Quelle: (Roeder, 2003): Forschungsaufkommen personal space und interpersonal distance

Eine mögliche Ursache für den Rückgang an veröffentlichten Forschungsarbeiten wird in der Kritik an dem Begriff Personal Space gesehen, da dieser wissenschaftlich nicht eindeutig zuordenbar sei (Hellbrück & Fischer, 1999). Der angelsächsische Begriff „Personal" könnte als Personeneigenschaft beschrieben werden, was nicht der Fall ist, da der Personal Space erst durch die Interaktion mit einer anderen Person oder Personen aktiviert wird. Der Begriff Space betone die Distanz, was zu einer Vernachlässigung von Kontaktkontrolle, Blickkontakt und Körperorientierung führe (Hellbrück & Fischer, 1999).
Es wurden noch weitere Modelle zum interpersonellen Distanzverhalten entworfen.

Das ethologische Modell begründet die Entwicklung menschlicher Distanzzonen evolutionär, um innerartliche Aggressionen zu regulieren und dadurch Stress zu vermeiden (Eibl-Eibesfeldt, 1796).

Das Überlastungsmodell sieht in der Einhaltung von Distanzzonen einen Schutz des Individuums vor einer Überstimulation von Reizen und Informationen, die durch zu engen räumlichen Kontakt zu Überlastungen führen können (Miller, 1986).

Das Verhaltens–Beschränkungsmodell begründet das Distanzverhalten als einen Schutz vor physischer und psychischer Unversehrtheit. Durch den persönlich geschützten Raum soll sich Verhaltensfreiheit entwickeln können (Brehm, 1981).

5.2 Proxemik

Basierend auf den Forschungen von Hediger und Katz veröffentlichte der Anthropologe und Ethologe Edward T. Hall Mitte der sechziger Jahre das Buch „The Hidden Dimension" (Hall, 1966). In diesem beschrieb er seine Theorie zum räumlichen Verhaltensmuster von Menschen. Erstmalig wurde dabei von ihm der Begriff der Proxemik verwendet, der Lehre des Verhaltens bezüglich der Wahrnehmung und des Umgangs mit Raum (Hall, 1966). Später definierte er die Proxemik als Wissenschaft der interkulturellen Kommunikation mit dem Fokus auf dem gesellschaftlichen Raum und wie der Mensch diesen wahrnimmt (Hall, 1976). Die Proxemik beinhaltet drei Bereiche.

- Precultural sensory base

Diese beinhaltet die physiologischen Voraussetzungen zur distalen Informationswahrnehmung (Ohren, Augen, Nase).

- Infracultural base

Hierbei wird das biologisch verwurzelte Verhalten von Menschen erforscht.

- Microcultural level

Dieses beinhaltet die menschliche Gestaltung von räumlichen Gegebenheiten und unterteilt sich in drei weitere Bereiche:

  ▪ Fixed-feature-space

Dieser kennzeichnet räumliches Verhalten anhand feststehender räumlicher Ausrichtungen, wie z.B. die Anordnung von Häusern in einem Stadtviertel oder räumliche Aufteilung eines Hauses.

  ▪ Semifixed-feature-space

Hierbei wird Gestaltung von Räumen beschrieben, z.B. das Aufstellen der Möbel in einem Haus oder die Sitzgestaltung in einem Konzertraum.

- Informal Space

Hier wird das räumliche Verhalten eines Individuums während einer sozialen Interaktion beschrieben. Dies beinhaltet die Erforschung der Gestaltung des informellen Raumes durch ein Individuum und welche Bedingungen sich auf die Gestaltung auswirken und welche Auswirkung die Gestaltung auf das Verhalten des Interaktionspartner hat. Hall definierte für den Informal Space vier Distanzzonen als Ausdruck der nonverbalen Kommunikation. (Hall, 1976)

5.3 Die räumlichen Diatanzzonen beim Menschen

Die Distanzzonen beinhalten vier Distanzen. Es sind die öffentliche, soziale, persönliche und die intime Distanz (Hall, 1976). Jede der vier Distanzzonen wird als eine Membran einer imaginären Blase verstanden, die das Individuum umgibt. Eine angeborene implizierte Verpflichtung bestimmt dabei das Verhalten gegenüber Fremden (Hall, 1976). Für jede der Zonen gibt es Normen, Erwartungen und Verhaltensweisen die vom interagierenden Gegenüber erwartet werden (Tabelle 13). Der Übergang innerhalb der Distanzzonen wird durch entsprechende Verhaltensänderungen signalisiert.

Distanz	intim	persönlich	sozial	öffentlich
Zentimeter	0 - 45	45 - 120	120 - 360	360 und mehr
Aktivität / Beziehung	engste Vertraute (Bsp. Partner)	Interessen teilen (Bsp. Freunde)	unpers. Geschäft (Bsp. Kunden)	Vorträge (Bsp. polit. Rede)
Visuelle Wahrnehmung	Gestik, Mimik, Blickverhalten, Körperhaltung, Kontakt	Gestik, Mimik, Blickverhalten, Körperhaltung, Kontakt	Gestik, Blickverhalten, Körperhaltung	Gestik, Körperhaltung **MUSS ÜBERTRIEBEN WERDEN**
	→ → von innerer zu äußerer Distanz hin immer schlechter erkennbar → →			
Orale / Aurale Wahrnehmung	**Stimmlautstärke,** sonst. Parasprache	**Stimmlautstärke,** sonst. Parasprache	**Stimmlautstärke,** sonst. Parasprache	**Stimmlautstärke,** sonst. Parasprache
	→ → von innerer zu äußerer Distanz hin immer lauter werdend → →			

Tabelle 13: Quelle: (Hall, 1976): Die Distanzzonen

5.3.1 Öffentliche Distanz

Die öffentliche Distanz beginnt bei ca. 350 cm Abstand. In dieser Distanz endet jegliche persönliche Beziehung. Jeder Mensch agiert als Einzelperson. Eine direkte Kommunikation ist nur bedingt möglich (Stangl, 2015). Typisch ist diese Distanz bei Vorträgen zwischen Rednerin/Redner und dem Publikum oder bei

Theateraufführungen. Distanzbedingt muss die Rednerin/der Redner mit gestei-
gerter Körpergestik agieren und mit lauterer Stimme sprechen. Subtile Informationen sind nicht mehr möglich. Zudem zeigt sich ein verzerrtes nonverbales
Verhalten. Auch sensorische Inputs sind aufgrund der Distanz nicht mehr möglich (Hall, 1966).

5.3.2 Soziale Distanz

Die soziale Distanz liegt ca. zwischen 120-350 cm. Ab dieser Distanz kann eine
persönliche Beziehung aufgebaut werden (Hall, 1966). In dieser Distanz befinden sich z.B. zwei Personen die nicht nebeneinander an einem entsprechend
großem Konferenztisch sitzen (Stangl, 2015). Die Körpergestik und die Stimmlautstärke sind der Situation angepasst. Ein Augenkontakt kann hergestellt werden. Das nonverbale Verhalten u.a. durch die Körperhaltung kann von den Inter-
akteurinnen/Interakteuren wahrgenommen werden. Sensorische Inputs sind in
dieser Distanz nicht möglich (Hall, 1976).

5.3.3 Persönliche Distanz

Die persönliche Distanz beginnt bei ca. 50 cm und endet bei ca. 120 cm (Stangl,
2015). Z.B. bei einem Therapeut/innen–Patient/innen Gespräch kann diese Dis-
tanz eingenommen werden. Hierbei können die Interakteure gegenseitig die
Gestik, Mimik und Körperhaltung differenziert beobachtet werden. Auch sensorische Inputs können wahrgenommen werden, z.B. der Händedruck bei einer
Begrüßung.
Bei Gesprächen mit nicht sehr vertrauten Personen wird diese Distanz bevorzugt
(Hall, 1966). Sie signalisiert der Interakteurin/dem Interakteur eine offene aber
neutrale und nicht vertraute Gesprächsbereitschaft (Hall, 1966). Je näher sich die
Gesprächspartnerinnen/Gesprächspartner freiwillig an der unteren Grenze der
persönlichen Distanzzone befinden umso ausgeprägter ist die gegenseitige Sympathie oder das Vertrauen. Aber auch durch ein gemeinsames Hobby wie z.B.
ein Schachspiel kann die Annäherung an die untere Distanzgrenze von Interak-
teur/innen zugelassen werden, obwohl diese sich evtl. nicht kennen (Stangl,
2015).

5.3.4 Intime Distanz

Die intime Distanz beträgt 0 – ca. 50 cm (Hall, 1966). Zugang in diese Zone haben Kinder/Eltern, Liebespaare, Partnerin/Partner oder eng befreundete Menschen. Intensive sensorische und taktile Reize können ausgesendet und wahrgenommen werden. Hierzu gehören auch die Atemgeräusche, der Geruch und die Körpertemperatur (z.B. kalte Hände). Die Mimik und Gestik ist nuanciert erkennbar und die Stimmlautstärke reduziert (Hall, 1976). Begegnen sich fremde Personen innerhalb der intimen Distanz, z.B. in einem Fahrstuhl oder in einem überfüllten Bus, so kann dies zu Unbehagen bei den beteiligten Personen führen. Dies kann sich durch Unruhe, Aggressionen oder introvertierte Körperhaltung darstellen. Auch die Blickstarre auf einen neutralen Punkt z.b. auf die Anzeigetafel im Fahrstuhl oder aus dem Fenster des Busses können Kompensationszeichen sein (Stangl, 2015).

5.3.5 Kulturelle Distanz und Nähe

Die erste empirische psychologische Forschung zum kulturellen Vergleich von emotionalen Ausdruckformen ist auf Darwin zurück zu führen (Darwin, 1872). Dieser erforschte, wie sich die emotionalen Ausdrucksformen, wie Lachen, Weinen oder Furcht auch bei unterschiedlichsten Kulturen zeigten, mit der Erkenntnis einer großen Ähnlichkeit der Ausdrucksform unabhängig der zugehörenden Kultur. Seine Forschung bezog auch verschiedene nicht-menschliche Arten wie z.B. Primaten mit ein (Darwin, 1872).

Die später für den Menschen definierten inhaltlichen Bedeutungen der Distanzzonen sollte für alle Kulturen gültig sein (Hall, 1966). Jedoch gab es kulturelle Unterschiede bei den Abmessungen der Distanzen. Dies führte zur Unterscheidung in sogenannte Kontakt-Kulturen und Nicht-Kontaktkulturen (Hall, 1966). Vier Jahre später wurde anhand von Beobachtungen studentischer Paare folgende unvollständige Klassifikation der Kulturen erstellt. (Watson, 1970).

- Kontakt-Kulturen
  - *Arabien*: Irak, Kuwait, Saudi Arabien, Syrien, Vereinigte Arabische Emirate.
  - *Latein-Amerika*: Bolivien, Kuba, Ecuador, El-Salvador, Mexiko, Paraguay, Peru, Puerto Rico, Venezuela.
  - *Südeuropa:* Frankreich, Italien, Türkei.

- Nichtkontakt-Kulturen
  - *Asien*: China, Indonesien, Japan, Philippinen, Thailand.
  - *Nordeuropa*: England, Deutschland, Niederlande, Norwegen, Schottland.
  - *Nordamerika, Australien, Indien, Pakistan.*

Bei den Kontakt-Kulturen sind die Distanzen innerhalb der Zonen geringer als bei den Nichtkontakt-Kulturen (Watson, 1970). Auch der Körperkontakt der interagierenden Personen wird bei Kontakt-Kulturen intensiver ausgeübt und toleriert.

Anders ist dies bei den Nichtkontakt-Kulturen, bei denen der Körperkontakt nur vertrauten Personen innerhalb der Intimzone zugelassen oder zur Begrüßung innerhalb der Sozialzone gestattet wird (Watson, 1970).

Auch bei Personengruppen mit unterschiedlichem kulturellem oder sozialem Hintergrund, innerhalb der Vereinigten Staaten von Amerika, konnten unterschiedliche Ausmaße der Distanzzonen nachgewiesen werden. Eine Foto-Dokumentation auf verschiedenen Schulhöfen bei afroamerikanischen Schulkindern zeigte eine signifikant geringe Distanz zueinander als dies bei weißen Schulkinder untereinander festzustellen war. Gleiches konnte für Kinder aus der Arbeiterschicht und der sozialen Mittelschicht festgestellt werden. Die Kinder der Arbeiterschicht zeigten eine geringe Distanz zueinander (Aiello & Jones, 1971).

Manche Nicht-Kontaktkulturen wie z.B. Japan haben keine, oder nur eine sehr geringe interpersonale Distanz innerhalb der Intimzone. Sie können sich auf kleinstem Raum dicht zusammendrängen ohne dabei unter mentalen Stress zu gelangen (Stangl, 2015).

Auch der physische Abstand zwischen Mutter und Kind beim Schlafen, Baden oder Spielen zeigte einer Studie zufolge, dass japanische Mütter einen näheren körperlichen Kontakt zu ihren Kindern pflegen als weiße US-amerikanische Mütter (Greenfield, et al., 2003).

Ein Vergleich zwischen Chinesen und Kanadiern zeigte nur bei engsten Freunden und Familienmitgliedern gleiche interpersonelle Distanzen innerhalb der Distanzzonen. Bei anderen Personen hielten die Kanadier einen größeren Abstand ein (Aron, et al., 1992).

Ein Vergleich der interpersonellen Distanz innerhalb der persönlichen Distanzzone zeigt bei Arabern und Nordamerikanern Unterschiede (Abbildung 2). Die

Araber stehen sich im Gespräch direkt unterhalb der Armlängendistanz gegenüber. Die Nordamerikaner stehen in einem leichten Winkel und mindestens in Armlängendistanz voneinander entfernt (Payer, 2000).

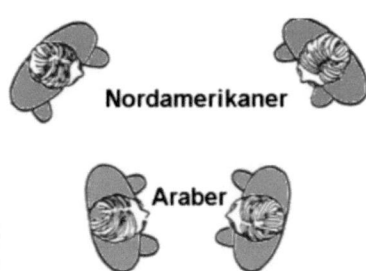

Abbildung 2: Quelle: (Payer, 2000):Gesprächsdistanzen.

Wenn Menschen verschiedener Kulturen räumlich interagieren, ohne die kulturellen Ausprägungen des anderen zu kennen oder zu berücksichtigen kann es zu Missverständnissen kommen (Payer, 2000). Es kann zur aktiven Verteidigung der eigenen Distanzgrenze führen (Hediger, 1934). Sollte z.B. ein Araber und ein Nordamerikaner innerhalb der persönlichen Distanz kommunizieren, verbal oder nonverbal, fühlt sich der Nordamerikaner bei Verringerung der Distanz unwohl oder bedroht und weicht zurück um seine vertraute Distanz wieder herzustellen. Der Araber fühlt sich durch die Distanzvergrößerung zurückgewiesen und verkürzt die Distanz erneut (Payer, 2000).

Auch die Ausprägung des Körperkontaktes während der Interaktion ist kulturell unterschiedlich. Eine multikulturelle Personengruppe die sich zusammen an einem Tisch eine Stunde unterhielten hatten folgende Anzahl an Körperkontakten: Puerto-Ricos:180, Franzosen: 110, Engländer: 0; US-Amerikaner: 2 (Jourard, 1966).

Abschließend soll folgende Gegebenheit ein Beispiel für unterschiedliches Distanzbedürfnis sein. Es ereignete sich in einem brasilianischen Reitclub. Die Brasilianer wollten sich freundschaftlich über ihr Hobby mit den anwesenden Engländer unterhalten. Allerdings hatten sie den für die Engländer geltenden Abstand von einer Armlänge nicht eingehalten, wodurch die Engländer sich bedroht fühlten und zurückwichen. Die Brasilianer rückten nach um die Distanz wieder für sie passend zu reduzieren. Die Folge war, dass einige Engländer erneut zurückwichen und dabei rückwärts von der Zuschauerempore herunterfielen und sich verletzten (Stangl, 2015).

5.4 Die physiotherapeutische Einzelbehandlung in der räumlichen Intimzone

Wenn eine Therapeutin/ein Therapeut und eine Patientin/ein Patient sich begegnen und ggf. berühren entsteht immer eine Beziehung, verbal oder nonverbal (Kanzler-Soine, 2016). Wird die entsprechende räumliche Distanz nicht eingehalten kann es zu Störungen des Vertrauensverhältnisses kommen (Geisler, 1992). Deswegen wird eine auf die physiotherapeutische Behandlung bezogene Gleichstellung der therapeutischen Beziehung zu dem Befund und der Behandlung gefordert (Hüter-Becker, 2015).

Eine berufsspezifische Gegebenheit der Physiotherapie ist die intime Distanzzone während der physiotherapeutischen Einzelbehandlung. Durch den behandlungsbedingten Körperkontakt befindet sich die Patientin/der Patient und die Physiotherapeutin/der Physiotherapeut dauerhaft in der Intimzone (Schneider, 2003). Genau betrachtet am untersten Limit der Intimzone bei 0 cm, bedingt durch den direkten Haut/Körperkontakt.

Physiotherapeut/innen therapieren nicht nur mit den Händen in der Intimzone sondern befinden sich auch als Person insgesamt und dauerhaft in der Intimzone der Patientin/des Patienten. Aber auch die Patientin/der Patient befindet sich in der Intimzone der Therapeutin/des Therapeuten (Schneider, 2003).

Dadurch kommt es behandlungsbedingt in der physiotherapeutischen Einzelbehandlung zu einer körperlichen Nähe wie sie ansonsten nur unter sich vertrauten Personen auftritt. Hinzu kommt, dass sich die Patientin/der Patient partial oder auch großflächig für die Behandlung entblößen muss (Abbildung 3). Nicht nur körperlich, sondern auch in Hinsicht auf seine Beschwerden und seiner Hilfsbedürftigkeit (Oezdem, 2008).

Aber auch die Therapeutin/der Therapeut ist innerhalb der Intimzone mit den sensorischen und taktilen Reizen der Patientin/des Patienten konfrontiert. Sie/Er nimmt intensiv z.B. den Körpergeruch der Patientin/des Patienten wahr. Zudem die Konsistenz der Hautoberfläche in Bezug auf z.B. Verunreinigungen und Schweiß (Oezdem, 2008).

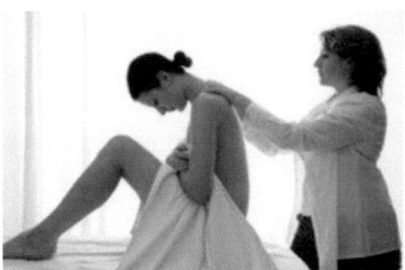

Abbildung 3: Quelle: www.yaacool-physiotherapie.de: Befund.

Folgende Beispiele von alltäglichen physiotherapeutischen Behandlungstechniken sollen die therapeutische Situation innerhalb der Intimzone darstellen.

Bei Behandlungstechniken wie z.B. der manuellen Therapie an der Halswirbelsäule (Abbildung 4) ist die gegenseitige Kopfdistanz mit max. 20 cm sehr gering. Je nach Indikation liegt die Patientin/der Patient auf der Behandlungsbank und die Therapeutin/der Therapeut hält dessen Kopf im Wiegegriff und beugt sich dabei zur Wiederlagerung von oben über die Patientin/den Patienten.

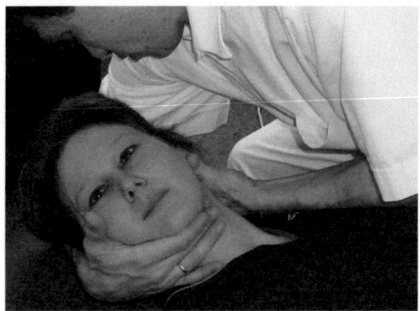

Abbildung 4: Quelle: www.verumchiro.de: Manuelle Therapie.

Bei einer Brustwirbelsäulen-Mobilisation (Abbildung 5) besteht großflächiger Körperkontakt. Die Therapeutin/der Therapeut steht hinter der Patientin/dem Patienten und umgreift den gesamten Brustkorb. Zur Gewichtsgegenlagerung wird der Rücken der Patientin/des Patienten mit entsprechender Kraft an die Brust der Therapeutin/des Therapeuten gedrückt, vergleichbar mit einer Umarmung von hinten.

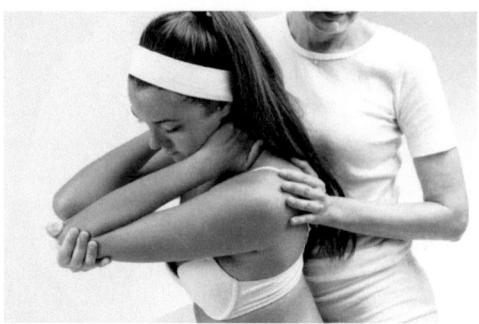

Abbildung 5: Quelle: www.special-rueckenschmerz.de: Brustwirbelsäulen-Mobilisation.

Koordinierende und kräftigende Behandlungstechniken wie die propreozeptive neuromuskuläre Faszilitation (Abbildung 6) erfordern neben dem Widerstand gebenden Körperkontakt, z.B. am Arm der Patientin/des Patienten einen direkten und anhaltenden Blickkontakt um Schmerzen oder Blutdruckanstieg anhand der Gesichtsröte zu erkennen. Auch die ansonsten in der Intimdistanz reduzierte Stimmlautstärke ist von Seiten der Therapeutin/des Therapeuten fordernd und eher laut, um die Patientin/den Patienten zu entsprechenden Leistungen zu motivieren.

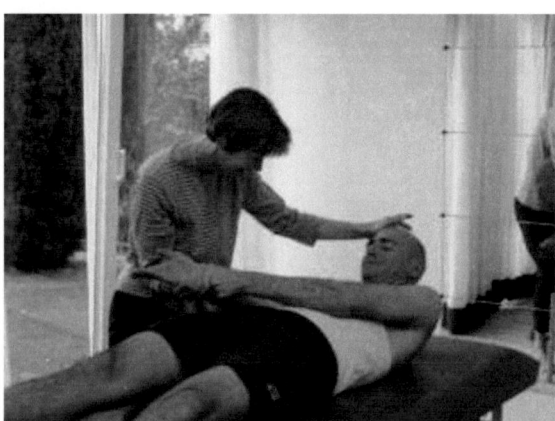

Abbildung 6: Quelle: www.kirchmann.eu: Propreozeptive neuromuskuläre Faszilitation.

Die mandibulare physiotherapeutische Behandlung (Abbildung 7) therapiert u.a. die dysfunktionale Kiefermuskulatur. Es wird der Patientin/dem Patienten in die Mundhöhle gegriffen um das Kiefergelenk und die umgebende Muskulatur zu mobilisieren.

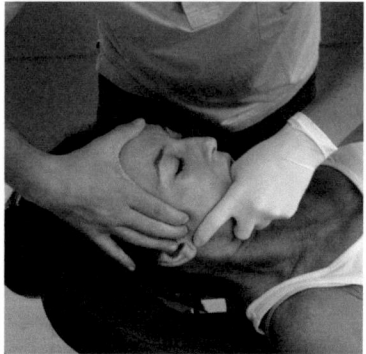

Abbildung 7: Quelle:www.web2.longinphysio.de: Mandibuläre Behandlung

Bei Gelenkstraktionen der Hüfte (Abbildung 8) liegt die Patientin/der Patient auf dem Rücken. Die Therapeutin/der Therapeut greift mit den Händen direkt in die Leiste der Patientin/des Patienten, in unmittelbarer Nähe der Geschlechtsteile. Durch das konstante Ziehen wird das Gelenk entlastet. Dies erfordert einen möglichst gelenksnahen Griff.

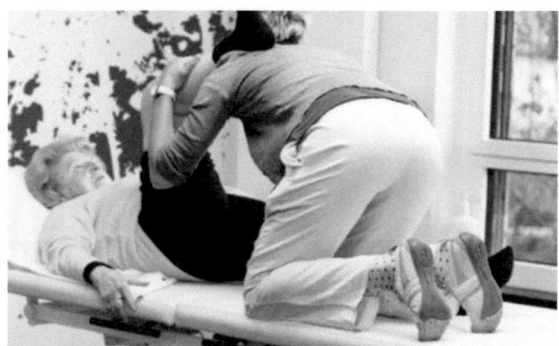

Abbildung 8: Quelle: www.orthoparc.de: Gelenkstraktion.

Bei der Colontherapie (Abbildung 9) z.B. zur Behandlung von Obstipation, wird der Dickdarm durch entsprechenden Druck zur vermehrten Peristaltik angeregt. Dabei entsteht ein direkter Hautkontakt auf dem entblößten Bauch.

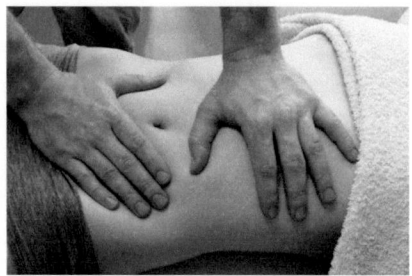

Abbildung 9: Quelle: www.paradisi.de: Colontherapie.

6 Psychische Belastung in der physiotherapeutischen Einzelbehandlung

Neben den berufsbedingten Erkrankungen der Wirbelsäule sind die psychischen Erkrankungen auf vorderer Position der Versicherungsstatistiken für berufsbedingte Arbeitsunfähigkeit von therapeutischen Berufen aufgeführt. Die gefährdungsbedingte Tarifeinstufung der Berufsunfähigkeitsversicherung für Physiotherapeut/innen ist deswegen erhöht (Berufsunfähigkeitsversicherung-test, 2016).

Auch die physiotherapeutischen Berufsverbände und die Berufsgenossenschaft für Gesundheitsdienst und Wohlfahrtspflege sehen neben den muskuloskeletalen Erkrankungen die psychischen Belastungen als eine der Hauptgefährdungen für Physiotherapeut/innen. Sie fordern deswegen Präventionen, Interventionen und Superrevisionen für diese Berufsgruppe, da sie die Belastungen vergleichbar ausgeprägt mit denen der pflegerischen Berufe sehen (Girbig, et al., 2013).

Auffallend ist der hohe Anteil von psychischen Erkrankungen bei Berufsanfänger/innen professionell helfender Berufe. Der deutschen Gesellschaft für Psychiatrie, Psychotherapie, und Nervenheilkunde zufolge liegt die Ursache in Idealvorstellungen der Patient/innenversorgung, die sich im Berufsalltag als unerreichbar zeigen. Die daraus resultierende Enttäuschung kann zu psychischen Belastungen und Erkrankungen führen (Naturheilpraxis, 2015).

Ein zu langes Verbleiben innerhalb der Intimzone kann sowohl für die Patientin/den Patienten, als auch für die Physiotherapeutin/ den Physiotherapeuten einen erheblichen Stressfaktor darstellen, der zu einer psychischen Belastung führen kann (Hoos-Leister & Balk, 2008).

Die körperliche Nähe zur Patientin/zum Patienten innerhalb der Intimzone, die sonst nur bei sich sehr vertrauten Menschen zugelassen wird, kann bei Physiotherapeut/innen zu einem verstärktem Gefühl der Verpflichtung bezüglich der Heilung des Patienten führen. Nach der Beendigung der Behandlungsserie erfährt die Physiotherapeutin/der Physiotherapeut oftmals nicht den weiteren Genesungsverlauf der Patientin/des Patienten. Dies kann zu einer inneren Leere und Sinnlosigkeit bis hin zum Burn-out führen (Schmied, 2016).

Zu den häufig aufgeführten psychischen Belastungen zwischen Patient/in und Physiotherapeut/in wurden der Umgang mit dem Tod, das Sehen des Leidens anderer Personen und die Vergrößerung des Leidens während des Behandlungszyklus aufgeführt (Girbig, et al., 2013).

Auch die Erwartungshaltung der Patient/innen kann zu einer psychischen Belastung führen. Von Angehörigen medizinsicher Berufe wir ein hohes Maß an emotionaler und fachlicher Beziehungskompetenz erwartet. Es besteht der Anspruch alle Erkrankungen und Probleme beseitigen zu können. Zudem wird eine permanente Bereitschaft des einfühlsamen Zuhörens erwartet. Weiter eine mustergültige Lebensplanung, sowie keine persönlichen Erkrankungen und keine privaten Beziehungsprobleme (Buch, 2005).

Der Begriff der „psychologischen Verantwortungsübernahme" beschreibt den Aussagen Buchs gegenüber ein Ideal wie sich eine Patientin/ein Patient mit der Krankheit auseinander setzt. Die Patientin/ der Patient strebt eine Loslösung der Trennung von sich selbst und der Krankheit an. Zudem wird die gesamte Verantwortung für die Erkrankung selbst übernommen und die Bereitschaft signalisiert sich geistig und körperlich aktiv an der Genesung zu beteiligen (Kerbs, 2002).

Den o.a. alltagsbezogenen Aussagen von Girbig et al. und Buch, gegenüber der Idealbeschreibung von Kerbs verdeutlichen die Diskrepanz in der sich Physiotherapeut/innen in der täglichen Behandlung befinden.

Das Behandeln innerhalb der Intimzone kann auch psychisch belastend sein, da physische Nähe mit einem Vertrauenseffekt verbunden ist und die Physiotherapeutin/der Physiotherapeut eine soziale Rolle und damit ein sozial definiertes Verhaltensmuster von Seiten der Patientin/des Patienten zugeschrieben wird (Zimbardo & Gerrig, 1999).

Erschwerend bzw. psychisch belastend kann für die Physiotherapeutin/den Physiotherapeuten auch die permanente Berührung fremder Menschen sein. Eine therapeutische Berührung kann nicht nur auf die mechanisch-kinetische Wirkung reduziert werden (Nathan, 2001). Jede therapeutische Berührung oder Körperkontakt beinhaltet eine nonverbale Kommunikation zwischen der Physiotherapeutin/dem Physiotherapeuten und der Patientin/dem Patienten. Interaktionsabhängig kann die Berührung Führsorge, Zuneigung oder Zugehörigkeit signalisieren, aber auch Aggression oder Verunsicherung (Nathan, 2001).

Während bei der Patientin/dem Patienten durch den Körperkontakt infantile Berührungserinnerungen in Form von Halten und Wiegen durch die Mutter ein Schutz- und Geborgenheitsgefühl auslöst werden können, kann der Körperkontakt bei der Physiotherapeutin/dem Physiotherapeuten einen kräftezehrenden Beschützerinstinkt aktivieren (Nathan, 2001).

Die therapeutische Berührung kann auch im Körpergedächtnis gespeicherte positive oder negative Erfahrungen freisetzen. Diese freigesetzten Prozesse beeinflussen die Beziehung zwischen der Physiotherapeutin/dem Physiotherapeuten und dadurch den Verlauf der vordergründig konventionell-somatischen physiotherapeutischen Behandlung (Tripp, 2002). Für diese Prozesse sind Physiotherapeutinnen und Physiotherapeuten i.d.R. nicht adäquat ausgebildet, was zu psychischen Belastungen führen kann. Für die Physiotherapie wird deswegen eine Distanzierung der rein köperbezogenen Sichtweise, hin zu einer psychologisch fundierten gefordert (Nathan, 2001).

7 Wandlung des Krankheitsverständnisses

7.1 Das biomedizinische Krankheitsmodell

Mit Einzug des wissenschaftlichen Denkens entwickelte sich zu Beginn des 19. Jahrhunderts ein neues Verständnis von Krankheit. Durch die zunehmenden Erkenntnisse der Naturwissenschaften konnten Krankheiten erklärt und auch therapiert werden. Es entstand das Denkmodell der Ursache – Wirkung Kausalität (Bengel, et al., 2001). Jede Erkrankung musste eine anatomische oder physiologische Ursache haben, die es zu erforschen und zu therapieren galt. Der Begriff Pathogenese, was sinngemäß die Entstehung von Krankheiten bedeutet (Duden, 2015), basiert auf diesem Denkmodell. Der Mensch wurde ausschließlich in Hinsicht auf seine körperlich, physiologische Funktionalität betrachtet. Auslöser von Erkrankungen wurden in externen Noxen wie Viren oder Bakterien gesehen, die zu physiologischen Defekten führten. Durch therapeutische Behebung des Defekts sollte die Funktionalität wieder hergestellt werden. Ähnlich einer Maschine bei der z.B. ein Zahnrad defekt war. Der Mensch wurde als eine physiologische Funktionseinheit angesehen. Sein psychisches und oder soziales Verhalten hatte keinen Einfluss auf die physiologischen Prozesse. Der Mensch wurde als passives Objekt gesehen (Bengel, et al., 2001).

Bei der Therapie von Krankheiten wurde demnach der Fokus auf die im besten Fall mögliche Behebung des Defektes gelegt, oder um zumindest eine Minderung der Defektauswirkungen zu erreichen. Diese Sichtweise brachte entsprechende Erfolge bei der Bekämpfung von Infektionskrankheiten oder Stoffwechselerkrankungen (Bengel, et al., 2001).

Mitte der 70er Jahre formierte sich Wiederstand gegen die monokausale Sichtweise des biomedizinischen Krankheitsmodells. Sozialwissenschaftliche und psychologische Forschungsergebnisse belegten den Einfluss von psychischen und sozialen Faktoren auf die Entstehung und den Verlauf von Krankheiten. Der US-amerikanische Psychiater George Engel entwickelte das biopsychosoziale Modell. Es stellte eine Synthese aus der biomedizinischen Denkweise und den psychologischen und sozialen Aspekten dar (Engel, 1977).

Trotz der Einbeziehung der psychischen und sozialen Aspekte basierten die seitherigen Modelle grundsätzlich auf der Defizittheorie der Funktionseinheit Mensch. Auch die sich daraus entwickelnden Konzepte der Prävention und der Gesundheitserziehung orientierten sich daran (Borgers, 1981).

7.2 Definition von Gesundheit

Erstmalig wurde 1948 eine positiv formulierte Definition von Gesundheit durch die Weltgesundheitsorganisation festgelegt. Hierbei wurde von einem vollkommenen physischen und psychischen Wohlbefinden ausgegangen (Renne & Hannestein, 2006). Die Definition beschrieb einen durch Maximalausrichtung unerreichbaren Idealzustand, nach der folglich jeder Mensch als nicht vollständig gesund gesehen werde musste (Bengel, et al., 2001). Um dennoch Menschen in gesund oder krank einteilen zu können wurden innerhalb von Bezugspoulationen Auftretungswahrscheinlichkeiten festgelegt. Befanden sich die Werte der untersuchten Person innerhalb der Grenzwerte wurde diese als gesund kategorisiert, Werte außerhalb der Normen wurden als krank definiert. Psychologische, soziale oder kulturelle Aspekte wurden dabei nicht berücksichtigt (Bengel, et al., 2001).

Aufgrund der massiven Kritik an der monokausalen Betrachtungsweise von Gesundheit wurde 1986 von der Weltgesundheitsorganisation die fehlenden psychologischen, sozialen und kulturellen Aspekte mit einbezogen.

„Gesundheit ist als wesentlicher Bestandteil des alltäglichen Lebens zu verstehen und nicht als vorrangiges Lebensziel. Gesundheit steht für ein positives Konzept, dass die Bedeutung sozialer und individueller Ressourcen für die Gesundheit ebenso betont wie die körperlichen Fähigkeiten." (Tremmel, 2010).

Auch Autor/innen anderer Fach-Disziplinen entwickelten Definitionen zum Verständnis von Gesundheit unter mehrdimensionalen und polikausalen Betrachtungsweisen.

Die Pflegewissenschaftlerin Monika Krohwinkel, Entwicklerin des Modells der Aktivitäten und existentiellen Erfahrungen des Lebens, postulierte folgende Definition:

„Krankheit und Gesundheit sind dynamische Prozesse, die für die Pflege als Fähigkeiten und Defizite erkennbar sind" (Krohwinkel, 2013).

Der Pflegepädagoge Rainhard Lay, Begründer des Modells der Gesundheitspflege, postulierte:

„Gesundheit bedeutet eine zufrieden stellende Entfaltung von Selbstständigkeit und Wohlbefinden in den Aktivitäten des Lebens" (Lay, 2004).

Auch staatliche Einrichtungen definierten Gesundheit. Das deutsche Bundesministerium für Bildung, Wissenschaft, Forschung und Technologie beschrieb 1997:

„Gesundheit wird als mehrdimensionales Phänomen verstanden und reicht über den „Zustand der Abwesenheit von Krankheit" hinaus" (Biendarra & Weeren, 2009).

Der Soziologe Talcott Parsons vertrat die Ansicht:
„Gesundheit ist ein Zustand optimaler Leistungsfähigkeit eines Individuums für die wirksame Erfüllung der Rollen und Aufgaben, für die es sozialisiert worden ist" (Parsons, 1951).

7.3 Salutogenese

Aron Antonovsky (1923-1994) studierte an der Yale Universität in New Heaven/USA und promovierte in Medizinsoziologie. 1960 emigrierte er nach Israel und arbeitete in Jerusalem am Institut für Sozialforschung (Schüffel, et al., 1998). Im weiteren Verlauf seines Berufslebens war er in dem Aufbau der Fakultät für Gesundheitswissenschaften an der medizinischen Hochschule in Ber Sehva/Israel involviert. Sein Forschungsschwerpunkt lag in der Stressforschung. Der Anlass zur Entwicklung der Salutogenese war eine Bobachtung Antonovksy im Rahmen eines Forschungsprojektes. Hierbei zeigte sich, dass bei einer Gruppe von Frauen die das Grauen der Konzentrationslager im zweiten Weltkrieg überlebt hatten, ca. ein Drittel dieser Frauen eine gute psychische Gesundheit aufwiesen. Überrascht von dieser Erkenntnis interessierte ihn die Frage welche Faktoren diese Frauen psychisch gesund hielten (Antonovsky, 1979).
Hieraus entwickelte sich sein Konzept der Salutogenese. Der Neologismus setzt sich aus Salus (lat. Gesundheit, Wohlergehen) und Genese (griechisch Entstehung) zusammen (Waller, 2006).
Die Salutogenese postuliert eine systemtheoretische Sichtweise, welche Widerstandsfaktoren den Menschen nicht erkranken lassen und warum Menschen gesund bleiben, trotz Konfrontationen mit vielfältigen Gesundheitsrisiken (Antonovsky, 1979). Zur Untermauerung seiner Thesen veröffentlichte er zwei Werke. Das erste erschien unter dem Titel „Health, Stress and Coping" (Antonovsky, 1979). Es folgte die Veröffentlichung von „Unreaveling the mystery of health" (Antonovsky, 1987).

Im deutsch sprachigen Raum blieb die Salutogenese zunächst unbeachtet. Zu stark war die Dominanz der Denkweise der Pathogenese. Erst fünfzehn Jahre nach der Veröffentlichung des ersten Werks Antonovsky, wurde „Salutogenese – Ein Konzept in der Psychosomatik?" als erstes deutschsprachiges Werk zur Salutogenese veröffentlicht (Lamprecht & Johnen, 1994). Es folgten weitere Veröffentlichungen wie z.b. „Salutogenese" Zur Entmystifizierung der Gesundheit", (Franke, 1997). Im gleichen Jahr erschien das Buch „Salutogenese in der Onkologie" (Bartsch & Bengel, 1997)

Im Gegensatz der zu jener Zeit in der Medizin vorherrschenden Fokussierung auf krankheits- und problemorientierte Faktoren (Pathogenese) und deren Therapie ist das Konzept der Salutogenese als Paradigma Wechsel zu sehen (Waller, 2006).

Eine Gegenüberstellung (Tabelle 14) der Salutogenese und der Pathogenese wurde von Noack dargestellt (Noack, 1997).

Grundlegende Annahmen des pathogenetischen und salutogenetischen Modells

Annahme in Bezug auf	Pathogenetisches Modell	Salutogenetisches Modell
Selbstregulierung des Systems	Homöostase	Überwindung der Heterostase
Gesundheits- und Krankheitsbegriff	Dichotomie	Kontinuum
Reichweite des Krankheitsbegriffs	Pathologie der Krankheit, reduktionistisch	Geschichte des Kranken und seines Krank-Seins, ganzheitlich
Gesundheits- und Krankheitsursachen	Risikofaktoren, negative Stressoren	„heilsame" Ressourcen, Kohärenzsinn
Wirkung von Stressoren	Potenziell krankheitsfördernd	Krankheits- und gesundheitsfördernd
Intervention	Einsatz wirksamer Heilmittel („Magic bullets", „Wunderwaffen"	Aktive Anpassung, Risikoreduktion und Ressourcenentwicklung

Tabelle 14: Quelle: (Noack, 1997): Salutogenese: Ein neues Paradigma in der Medizin

Antonovsky teilte nicht die Auffassung der medizinischen dichotomen Unterscheidung in Gesundheit oder Krankheit. Er vertrat die Ansicht, dass alle Menschen terminale Fälle sind. Aber solange sie noch einen Atemzug Leben in sich tragen, sind alle bis zu einem gewissen Grad gesund. (Antonovsky, 1989).

Für ihn bedeuteten die Begriffe Gesundheit und Krankheit das jeweilige Ende eines Gesundheits-Krankheits-Kontinuums (Abbildung 10). Je nach Gesundheitszustand bewegt sich der Mensch aufgrund multipler Faktoren in eine der Richtungen dieses Kontinuum. (Antonovsky, 1991).

Der Gesundheitszustand eines Menschen war nach Antonovsky wesentlich von dem Verhältnis der Stressoren und Widerstandsressourcen abhängig (Antonovsky, 1979). Er postulierte Stressoren als

„eine von innen oder außen kommende Anforderung an den Organismus, die sein Gleichgewicht stört und die zur Wiederherstellung des Gleichgewichtes eine nicht automatische und nicht unmittelbar verfügbare, energieverbrauchte Handlung erfordert" (Antonovsky, 1979).

Er definierte drei grundsätzliche Faktoren als Stressoren:

1. physikalische Stressoren:
    z. B. Hitze, Kälte, Feuchtigkeit, Sonneneinstrahlung

2. biochemische Stressoren:
    z. B. Viren, Bakterien, Pilze, hormonelle Veränderungen

3. psychosoziale Stressoren:
    Streit, Bedrohung, Stress, Wut

Für Antonovsky waren Stressoren nicht zwingend pathogen. Er sah darin auch einen Eustress als gesundheitsfördernde Spannung im Sinne der Anregung. Wenn die Spannung dauerhaft ist und nicht bewältigt werden kann entsteht Disstress (Antonovsky, 1979).

Der Stressbewältigungsprozess wurde unter dem Begriff „Coping" subsummiert (Lazarus, 1974).

Antonovsky war der Auffassung, dass nicht die Summe der Stressoren für eine Dysbalance im Gesundheits-Krankheits-Kontinuum maßgebend ist, sondern die Unfähigkeit die Transformation von Spannung in Stress zu verhindern

(Antonovsky, 1987). In welchem Bereich des Kontinuums (Abbildung 10) sich ein Mensch gerade befindet hängt von dem interaktiven Prozess zwischen den Stressoren und Wiederstandsressourcen ab (Waller, 2006).

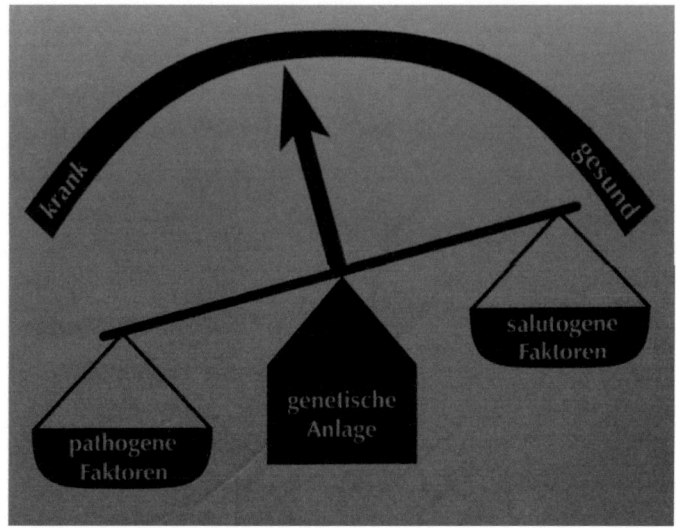

Abbildung 10: Quelle: (Waller, 2006): Krankheits-Gesundheitskontinuum

Als wichtigste Ressourcen postulierte er fünf Faktoren als Widerstandsressourcen:

1. körperlich:
   Z. B. gute Konstitution,

2. materiell:
   z. B. ausreichend verfügbare finanzielle Mittel

3. kulturell:
   Z. B. angemessenen gesellschaftlichen Status

4. psychisch:
   Z. B. starke Willenskraft

5. Sense of Coherence (SOC; Kohärenzgefühl)

Nach Antonovsky wurde Gesundheit als ein lebenslanger Prozess gesehen und nicht als aktueller Zustand (Antonovsky, 1993). Zum besseren Verständnis sollen folgende Metaphern von Antonovsky dienen.

„Ich gehe davon aus um eine Metapher zu wählen, dass wir eine lange Skipiste herunterfahren, an deren Ende ein unendlicher Abgrund ist. Die pathogenetische Orientierung beschäftigt sich hauptsächlich mit denjenigen, die an einen Felsen gefahren sind, einen Baum, mit anderen Skifahrern zusammengestoßen sind oder in eine Gletscherspalte fielen. Weiter versucht sie uns davon zu überzeugen, dass es das Beste ist, überhaupt nicht Ski zu fahren. Die salutogenetische Orientierung beschäftigt sich damit, wie die Piste ungefährlicher gemacht werden kann und wie man Menschen zu sehr guten Skifahrern machen kann." (Antonovsky, 1993, S.11).

„Die Menschen schwimmen in verschiedenen Flüssen, deren Verschmutzung, Gefahrenquellen, Strudeln und Stromschellen variieren. Niemand ist am sicheren Ufer. Die pathogenetisch orientierte Medizin legt den Augenmerk darauf, Ertrinkende aus dem Fluss zu ziehen. Die Salutogenese beschäftigt sich jedoch mit der Frage: Wie wird man in einem Fluss, dessen Natur von historischen, soziokulturellen und physikalischen Umweltbedingungen bestimmt ist, ein guter Schwimmer?". Antonovsky, 1997, S.94).

7.4 Kohärenzgefühl (Sense of Coherence)

Das Kohärenzgefühl wurde von Antonovsky erstmalig beschrieben und als zentrale Widerstandsressource dargestellt (Antonovsky, 1979). Für ihn war das Kohärenzgefühl die bedeutendste Wiederstandsressource, die durch den Menschen grundsätzlich beeinflussbar ist. Bei den anderen Widerstandsressourcen ist dies nur bedingt, je nach Lebenssituation und Umstände möglich (Waller, 2006). Er postulierte, dass die positive Entwicklung des Gesundheit-Krankheitskontinuums wesentlich von der persönlichen Grundhaltung, er verwendete später auch den Begriff Weltanschauung, gegenüber dem eigenen Leben und der Welt abhängig ist (Bengel, et al., 2001).

Antonovsky ging davon aus, dass es bei vergleichbaren belastenden Umständen, wie Hungersnot, Verfolgung, Krieg, mangelnde Hygienemöglichkeiten etc. entscheidend von der Grundhaltung der einzelnen Person abhängig ist, in wie weit sie vorhandene Ressourcen für die eigene Gesundheit nutzen kann (Bengel, et al., 2001).

In der weiteren Entwicklung des Salutogenese-Modells definierte Antonovsky das Kohärenzgefühl als eine grundsätzliche Orientierung bzw. eine Bewältigungsstrategie die das Vertrauen darin zeigt, dass erstens die Stimuli aus der Umgebung im Laufe des Lebens strukturiert vorhersehbar und erklärbar sind. Zweitens das Vertrauen vorhanden ist über entsprechende Ressourcen zur Bewältigung der Stimuli zu verfügen. Drittens die Stimuli als Herausforderungen gesehen werden für die sich das Bewältigungsengagement lohnt (Antonovsky, 1987).

Er postulierte hierzu drei Kernkomponenten zur Bewältigung von Situationen. Das Gefühl der Verstehbarkeit, das Gefühl der Handhabbarkeit und das Gefühl der Sinnhaftigkeit (Antonovsky, 1987).

7.4.1 Das Gefühl der Verstehbarkeit (Sense of comprehensibility)

Hierbei beschreibt Antonovsky ein kognitives Verarbeitungsmuster (Bengel, et al., 2001).

Es ist die Fähigkeit des Menschen auch ihm unbekannte Stimuli nicht als chaotisch und willkürlich anzusehen, sondern als strukturierte und geordnete Informationen annehmen zu können (Antonovsky, 1987).

7.4.2 Das Gefühl der Handhabbarkeit (Sense of manageability)

Hierbei handelt es sich um ein kognitiv-emotionales Verarbeitungsmuster (Bengel, et al., 2001).

Antonovsky beschrieb es als instrumentelles Vertrauen, welches die Ausprägung der Wahrnehmung anzeigt mit der die Person adäquate Ressourcen zur Bewältigung der Anforderungen erkennt. Für Antonovksy war zudem die erweiternde Erkenntnis wichtig nicht nur Zugriff auf die Ressourcen zu haben. Auch der Glaube an die Hilfe durch andere Personen oder einer höheren Macht trägt wesentlich zur Bewältigung der Situation bei und stärkt das Gefühl der Handhabbarkeit (Antonovsky, 1987).

7.4.3 Das Gefühl der Sinnhaftigkeit (Sense of meanigfulness)

Bei dem Gefühl der Sinnhaftigkeit handelt es sich um ein motivationales Verarbeitungsmuster (Bengel, et al., 2001).

Für Antonovsky stellte die Sinnhaftigkeit die wichtigste der drei Komponenten dar. Er beschrieb es als das Ausmaß in dem der Mensch das Leben als emotional sinnvoll empfindet. Für ihn war es wichtig, dass zumindest einige der Probleme eher willkommene Herausforderungen seien, für die es sich lohnt dafür einzusetzen, sich verpflichtet zu fühlen und bereit ist dafür Energie aufzuwenden (Antonovsky, 1997). Ohne die Erfahrung von Sinnhaftigkeit kann sich trotz ggf. hoher Ausprägung der anderen beiden Komponenten kein hohes Gesamt–Kohärenzgefühl ausbilden. Ohne die Sinnhaftigkeit werden die meisten Stimuli als Probleme angesehen und das Leben in allen Bereich nur als Last erlebt (Bengel, et al., 2001).

Zusammenfassend bedeutete für Antonovsky ein hohes Maß an Kohärenzgefühl die Möglichkeit flexibel auf Situationen reagieren zu können, indem die adäquate Ressource zur Bewältigung (Coping-Strategie) aktiviert wird (Faltermaier, et al., 2014). Eine Person mit einem gering ausgeprägten Kohärenzgefühl wird eher starr und unflexibel reagieren, da sie weniger oder keine Ressourcen (Coping-Strategien) zur Bewältigung zur Verfügung hat (Antonovsky, 1993). In diesem Zusammenhang war für Antonovsky die Trennung zwischen den Bewältigungsressourcen (Coping-Strategie) und dem Kohärenzgefühl von großer Bedeutung. Für ihn war das Kohärenzgefühl das übergeordnete Steuerungsprinzip mit dem die am besten geeignetste Bewältigungsressource (Coping-Strategie) aktiviert wird (Antonovsky, 1993).

7.4.4 Die Ausprägung des Kohärenzgefühls

Antonovsky postulierte, dass sich das Kohärenzgefühl in der Kindheit und dem Jugendalter entwickelt und sich im frühen Erwachsenenalter festig. Sein Erklärungsmodell hierfür beruht auf dem Prinzip der Assimilation und Akkommodation, das beinhaltet, dass äußere Einflüsse und Veränderungen die innere Einstellung verändern (Bengel, et al., 2001).

Nach Antonovksy bedarf es für eine hohe Ausprägung des Kohärenzgefühls grundsätzlich vorhandener generalisierender Wiederstandsressourcen (körperlich, materiell, kulturell, psychisch). Je mehr Ressourcen verfügbar sind umso höher ist die Möglichkeit ein ausgeprägtes Kohärenzgefühl zu entwickeln. Für die Entwicklung als solches benötigt die Person ein ausgewogenes Maß von konsistenten Erfahrungen und willkürlichen Überraschungen, sowie lohnenden und frustrierenden Ereignissen. (Antonovsky, 1989).

Durch die Erfahrung von Konsistenz wird die Komponente der Verstehbarkeit ausgebildet, da die Ereignisse vorhersehbar und dadurch einordnungs- und strukturierbar sind. Die Komponente der Handhabbarkeit entwickelt sich durch eine ausgewogene Anforderungsbelastung und die Komponente der Sinnhaftigkeit entsteht durch die Erfahrung der persönlichen Fähigkeit, zur Einflussnahme bei der Gestaltung von Situationen (Bengel, et al., 2001).

Ab dem ca. 30. Lebensjahr war für Antonovsky die Ausprägung des Kohärenzgefühls nur noch durch schwerwiegende Stimuli veränderbar. Als Beispiele nannte er radikale Veränderungen der strukturellen, sozialen oder kulturellen Lebensbedingungen die durch die unvorhersehbaren Anforderungen eine Veränderung der verfügbaren Wiederstandsressourcen einleiten können, jedoch in beide Richtungen im Sinne einer Verstärkung oder Minderung des Kohärenzgefühls (Antonovsky, 1993)

7.5 Salutogenese in der physiotherapeutischen Einzelbehandlung

Die Salutogenese kann von Physiotherapeut/innen während der Behandlung eingesetzt werden, um der Patientin/dem Patienten eine Hilfestellung zum Umgang mit der Erkrankung zu geben (Gampe, et al., 2006). Es wurden Therapiekonzepte entwickelt, in denen die pathogenetische Behandlung und die gesundheitsorientierte Salutogenese vereint sind. Ein Beispiel hierzu ist ein Konzept für die Rehabilitation von Arthrose-Erkrankungen (Benz, et al., 2015).

Auch über die Bedeutung und positive Auswirkung der Salutogenese bei chronischen Rückenschmerzen wurde eine Studie erstellt, mit dem Ergebnis einer signifikanten Verbesserung der Schmerzsituation (Galert, 2007).

Von den Krankenkassen anerkannte physiotherapeutische Therapiemethoden, wie z.B. manuelle Therapie nach Maitland, beinhalten die Ansätze der Salutogenese als Hilfestellung für die Patient/innen. Die Betonung liegt hierbei auf der Bewusstmachung und Weiterentwicklung des Kohärenzgefühls (Wiesner, 2008).

Als Ansatz zur Bewältigung möglicher Belastungen durch die Einzeltherapiesituation könnte die Physiotherapeutin/der Physiotherapeut die Salutogenese auch für sich selbst anwenden.

Eine Studie zum Kohärenzgefühl zeigte bei einer Befragung von über 2200 Physiotherapeutinnen und Physiotherapeuten das Ergebnis einer Berufszufriedenheit von 67%, trotz hoher Arbeitsbelastung, schlechter Bezahlung und zunehmender Arbeitsverdichtung (Barzel, et al., 2011).

Eine andere Studie untersuchte das Kohärenzgefühl von Physiotherapeutinnen und Physiotherapeuten und konnte eine hohe Ausprägung feststellen. Es wurden

87 Physiotherapeutinnen und Physiotherapeuten in der Steiermark in Österreich befragt. Dabei konnte ein ausgeprägtes Kohärenzgefühl nachgewiesen werden (Binder, 2005).

Da die Salutogenese kein fester Bestandteil der Physiotherapie-Ausbildung oder des Hochschulstudiums ist, fehlt schon während der Ausbildung/des Studiums die Basis für die persönliche Verwendung der Salutogenese, respektive zur Bewusstmachung des Kohärenzgefühls. Für interessierte oder Hilfe suchende Physiotherapeut/innen besteht die Möglichkeit, sich auf dem Anbietermarkt für therapeutische Fortbildungen entsprechendes Fachwissen anzueignen und dieses auf die persönliche Situation zu übertragen. So bietet z.B. das privatwirtschaftliche Zentrum für Salutogenese verschiedene Seminare und Ausbildungen für medizinische Berufe an (Salutogenese-Zentrum, 2015).

Eine Alternative ist die Hilfestellung durch in der Salutogenese ausgebildete Therapeut/innen. Durch die Inanspruchnahme professioneller Hilfe besteht für Physiotherapeut/innen die Möglichkeit persönliche Ansätze auf Basis der Salutogenese zur Bewältigung möglicher berufsbedingter Belastungen zu finden. Mit Hilfe des Internets finden sich Therapeut/innen die Salutogenese als Coaching anbieten. Ein Beispiel hierzu ist die psychologische Praxis Akademicum in Langwedel (Akademicum, 2016).

Ob sich das Konzept der Salutogenese als eine psychotherapeutische Behandlung oder als ein Coaching titulieren lässt, wird unterschiedlich interpretiert. Für Fäh sind die Psychotherapie und die Salutogenese größtenteils unverbundene Handlungs- und Forschungsbereiche (Fäh, 2004). Andere Autoren sehen die Salutogenese als Teil der positiven Psychologie (Jork & Peseschikian, 2003). Wieder andere Autoren fordern die Zuordnung der Salutogenese zu den Sozialwissenschaften (Hurrelmann & Razum, 2012).

8 Forschungsfragen und Hypothesen

Es konnten keine wissenschaftlichen Arbeiten gefunden werden, die sich mit dem Kohärenzgefühl im Zusammenhang mit einer psychischen Belastung und der emotionalen, räumlichen und kulturellen Nähe und Distanz bei Physiotherapeut/innen während der Einzeltherapie beschäftigen.

8.1 Forschungsfragen

Frage 1 zur Stichprobe:
Bestehen Unterschiede in den soziodemografischen und berufsspezifischen Variablen in Abhängigkeit vom Geschlecht und Alter (Altersgruppe)?

Frage 2 zur Stichprobe:
Bestehen Unterschiede in der räumlichen Nähe und Distanz in Abhängigkeit vom Geschlecht und dem Alter?

Frage 3 zur Stichprobe:
Bestehen Unterschiede in der emotionalen Nähe und Distanz in Form von Sympathie und Antipathie in Abhängigkeit vom Geschlecht und dem Alter?

Frage 4 zur Stichprobe:
Bestehen Unterschiede in der kulturellen Nähe und Distanz in Abhängigkeit vom Geschlecht und dem Alter?

Frage 5 zur Stichprobe:
Bestehen Unterschiede in der psychischen Belastung in Abhängigkeit vom Geschlecht und dem Alter?

Frage 6 zur Stichprobe:
Besteht ein Zusammenhang zwischen dem Kohärenzgefühl (SOC) bzw. den Subskalen des SOC, den soziodemografischen und berufsspezifischen Variablen und der Ausprägung der psychischen Belastung und der emotionalen, räumlichen und kulturellen Nähe und Distanz bei Physiotherapeutinnen und Physiotherapeuten in der physiotherapeutischen Einzelbehandlung

8.2 Hypothesen:

H1 (Forschungsfrage 1-5): Es bestehen Unterschiede in der psychischen Belastung, in den emotionalen, räumlichen und kulturellen Nähe und Distanz Maßen, in der Einzelbehandlung in Abhängigkeit vom Geschlecht und des Alters wobei die Richtung nicht eindeutig aus der Literatur hervorgeht.

H2 (Forschungsfrage 6): Aus den soziodemografischen (Geschlecht, Alter, Familienstand, Kinder), berufsspezifischen (Ausbildung, Vollzeit, Teilzeittätigkeit oder Wochen-Stunden, Berufsjahre, Therapieschwerpunkt), psychische Belastung und Nähe und Distanz Variablen lässt sich das Kohärenzgefühl (Gesamtwert, bzw. die drei Subskalen Verstehbarkeit, Handhabbarkeit, Sinnhaftigkeit) vorhersagen.

9 Untersuchung

9.1 Geplante Stichprobe

Es sollen staatlich examinierte Physiotherapeutinnen und Physiotherapeuten anonym per Fragebogen befragt werden. Um einen größtmöglichen Querschnitt der Tätigkeitsfelder der Physiotherapie einzubeziehen werden Allgemeinkliniken, Fachkliniken, Rehabilitationskliniken und niedergelassene Praxen in die Studie aufgenommen. Zudem werden bei physiotherapeutischen Fachfortbildungen die Physiotherapeutinnen und Physiotherapeuten eingeladen an der Studie teilzunehmen. Voraussetzung zur Teilnahme an der Studie ist ein physiotherapeutischer Berufsfachschul-, Bachelor-, oder Masterabschluss. Andere Berufsgruppen, sowie physiotherapeutische Berufsfachschüler/innen oder Student/innen sind ausgeschlossen (Tabelle 15).

Jede Teilnehmerin/jeder Teilnehmer erhält ein Kuvert. Dieses enthält ein Informationsanschreiben, eine Einverständniserklärung, den Fragebogen und ein neutrales Zusatzkuvert zur Rückgabe der Einverständniserklärung. und des ausgefüllten Fragebogens.

Die Fragebögen werden, nach vorheriger Rücksprache und Zustimmung mit der Leiterin/Inhaberin oder dem Leiter/Inhaber der jeweiligen Einrichtung, postalisch zugesendet. Es wird ein frankierter Sammel-Rückumschlag mit gesendet. Dieser soll so vor Ort verfügbar sein, dass das Rückkuvert mit dem ausgefülltem Fragebogen und der Einverständniserklärung anonym eingebracht werden kann. Innerhalb von zehn Wochen soll der Sammel-Rückumschlag zurückgeschickt werden. Dieser Zeitraum ermöglicht die Teilnahme für die meisten Mitarbeiterinnen oder Mitarbeiter, trotz Urlaub, Krankheit oder sonstiger temporärer Abwesenheit. Zudem entspricht es ungefähr dem Behandlungszeitraum einer physiotherapeutischen Verordnung.

Für die Teilnehmer/innen an Fachfortbildungen liegen während der Fortbildung die Kuverts zur Mitnahme aus. Nach Ausfüllung des Fragebogens und der Einverständniserklärung werden diese im anonymen Kuvert in die definierte Ablagebox eingebracht. Die Seminarleitung sendet den frankierten Sammel-Rückumschlag zurück.

Nach ca. vier Wochen wird eine Erinnerung an die teilnehmenden physiotherapeutischen Einrichtungen geschickt.

Anzahl	Physiotherapeutinnen und Physiotherapeuten
Auswahl	examinierte Physiotherapeutinnen/Physiotherapeuten aus Kliniken, Rehabilitationszentren, Praxen und Teilnehmer/innen von Fachfortbildungen
Kohorte	1 Kohorte
Dauer	10 Wochen
Pretest	10 Befragungen

Tabelle 15: Ablaufplanung der Befragung

9.2 Messinstrumente

Zur Erhebung des Kohärenzgefühls ist die Sense of Coherence Scale (SOC) mit 29 Items vorgesehen.

Für die Erhebung des Verhältnisses von Distanz und Nähe und der psychischen Belastung in der physiotherapeutischen Einzelbehandlung wurde ein Fragebogen mit 10 Vignetten/Items erstellt.

9.2.1 Die Sense of Coherence-Scale (SOC-29)

Zur Messung der Ausprägung des Kohärenzgefühls für die vorliegende Studie wird die von Antonovsky entwickelte und in die deutsche Sprache übersetzte Sense of Coherence Scale (SOC-29) verwendet (Noack, et al., 1991). Der Fragebogen (SOC–29) wurde in mindestens 44 Sprachen übersetzt und in über 15 Versionen erstellt (Singer & Brähler, 2007).

Aufgrund einer testatischen Überprüfung anhand einer repräsentativen Bevölkerungsstichprobe (n=2005) stellt der SOC-29 ein reliables Erhebungsinstrument dar (Schumacher, et al., 2000). Die Ergebnisse der Studie zeigen für die Gesamtskala des SOC-29 eine hohe interne Gesamt-Konsistenz, der Chronbachs α beträgt 0.92.

Der SOC-29 besteht aus 29 Items (s. Anhang, S. 86, SOC-29) und ist in drei Subskalen Verstehbarkeit, Handhabbarkeit und Sinnhaftigkeit unterteilt, jeweils mit einem Beantwortung-Range von 1=sehr oft – bis 7=selten bis nie.

Zur Gewährleistung der Homogenität der Beantwortung-Range für die statistische Auswertung wurden einige Fragen umgepoolt. Diese sind in der folgenden Auflistung der Subskala fett unterlegt.

Die Subskala Verstehbarkeit hat eine interne Konsistenz von Chronbachs α=0.79 und beinhaltet 11 Items (Fragen-Nr: **1**, 3, **5**, 10, 12, 15, 17, 19, 21, 24, 26) (Schumacher, et al., 2000).

Die Subskala Handhabbarkeit hat eine interne Konsistenz von Chronbachs α=0.81 und beinhaltet 10 Items (Fragen-Nr: 2, **6**, 9, **13**, 18, **20**, **23**, 25, **27**, 29) (Schumacher, et al., 2000).

Die Subskala Sinnhaftigkeit hat eine interne Konsistenz von Chronbachs α=0.86 und beinhaltet 8 Items (Fragen-Nr: **4**, **7**, 8, **11**, **14**, **16**, 22, 28) (Schumacher, et al., 2000).

Auch andere Autor/innen (Franke, 1997; Lutz, et al., 1998) attestieren dem SOC-29 eine hohe Reliabilität bei ähnlichen Ergebnissen wie bei Schuhmacher et. al., 2000.

Allerdings wird die faktorielle Validität des SOC-29 als kritisch angesehen. Durch die hohen Interkorrelationen der drei Subskalen wird die empirische Trennbarkeit der Subskalen in Frage gestellt (Schumacher, et al., 2000). Deswegen befürworten die Autor/innen die Verwendung des Gesamtfragebogens SOC-29 (Schumacher, et al., 2000; Franke, 1997; Lutz, et al., 1998).

Für Antonovsky waren die drei Subkomponenten untrennbar miteinander verbunden, als Basis des Kohärenzgefühls (Antonovsky, 1987). Auch er empfahl grundsätzlich nur den SOC-29 als Gesamtskalawert zu verwenden (Antonovsky, 1987).

Es wurden im späteren Verlauf Kurzformen des SOC-29 entwickelt.

Antonovsky erstellte selbst eine Kurzform, den SOC-13 mit 13 Items (Antonovsky, 1993).

Die aktuell kürzeste Kurzform wurde SOC-HD benannt und beinhaltet fünf Items (Schmid-Rathjens, et al., 1997).

Häufig verwendet wird die Leipziger Kurzform (SOC-L9) mit neun Items (Schumacher, et al., 2000). Die Hauptgründe für die Entstehung der Kurzformen waren die vermutete höhere Teilnehmermotivation und die Kostenreduzierung (Schumacher, et al., 2000).

Die im Umkehrschluss daraus abgeleitete verringerte Teilnehmermotivation des SOC-29 aufgrund der hohen Anzahl von Items kann für die vorliegende Studie ausgeschlossen werden, da bei Physiotherapeutinnen und Physiotherapeuten ein grundsätzlich hohes Interesse an wissenschaftlichen Arbeiten vorhanden ist (Hüter-Becker & Dölken, 2004).

Auch das Argument zur Verwendung einer Kurzform bezüglich der Kostenreduzierung ist für die vorliegende Studie nicht relevant, da die kalkulierten Kosten gering und abgesichert sind.

9.2.2 Fragebogen zur psychischen Belastung und zum Verhältnis von Nähe und Distanz in der physiotherapeutischen Einzelbehandlung

Um die Teilaspekte der psychischen Belastung, sowie dem emotionalen, räumlichen und kulturellen Verhältnis zu Nähe und Distanz möglichst real zu erfragen wurden 10 Vignetten formuliert, die im Behandlungsalltag häufig vorkommen (s. Angang, S. 91, Fragebogen zur psychischen Belastung, Nähe und Distanz). Zur Absicherung der Inhalte der Vignetten wurden diese mit einer Fokusgruppe, bestehend aus Physiotherapeut/innen, besprochen und von diesen als realistisch und alltäglich bestätigt.

Die Vignetten 1-10 beinhalten bei der Beantwortung die Teilaspekte psychische Belastung und das emotionale und räumliche Verhältnis zu Nähe und Distanz.

Die Vignetten 9-10 beziehen sich zusätzlich auf die kulturelle Nähe und Distanz. Alle Teilaspekte der einzelnen Vignetten werden mittels einer Skala-Range von 0= gar nicht - bis 10 trifft total zu, beantwortet (s. Angang, S.89. Fragebogen zur Nähe und Distanz).

9.2.3 Soziodemografische Variablen

Diese beinhalten das Geschlecht, das Alter sowie die Lebensform in Hinsicht ob alleinstehend oder in Partnerschaft/verheiratet, mit oder ohne Kinder lebend. Zudem wird ggf. die Anzahl der Kinder erfasst (s. Anhang S.89, Sozio- und berufsspezifische Variablen).

9.2.4 Berufsspezifische Variablen

Es wird die Berufszugehörigkeit und die Berufstätigkeit in Jahren erfasst. Zudem die Arbeitsform in Hinsicht auf eine selbstständige Tätigkeit oder ob ein Anstellungsverhältnis vorliegt. Weiter wird der zeitliche Umfang der Berufstätigkeit erfragt. Die Einteilung der Zeiterfassung beginnt mit Teilzeit bis zu 10 Stunden Wochenarbeitszeit. Es folgen in fünf Stunden Abschnitten die Auswahlmöglichkeiten Teilzeit 15 Stunden, Teilzeit 20 Stunden, Teilzeit 25 Stunden, Teilzeit 30 Wochenstunden. Die Vollzeit-Berufstätigkeit ist ab einer Wochenstundenanzahl von 35 Stunden festgelegt (s. Anhang S. 87, Sozio- und berufsspezifische Variablen).

9.3 Durchführung des Pre-Tests

Am 01.09.2016 wurden zehn Fragebögen als Pre–Test an eine Allgemeinklinik übergeben. Die leitende Physiotherapeutin wurde instruiert. Sie ermöglichte eine entsprechende Ablagevorrichtung zur anonymen Abgabe und Aufbewahrung der zurückgegebenen Kuverts. Bei der Teambesprechung wurde das Team über die Möglichkeit zur Teilnahme informiert, mit dem Hinweis, dass zehn Fragebögen neben der Ablagevorrichtung zur anonymen und freiwilligen Mitnahme bereitliegen.

Nach bereits elf Tagen konnten die Fragebögen wieder abgeholt werden. Nach Rücksprache mit der Abteilungsleiterin gab es keine Rückfragen der Teilnehmer/innen. Weiter wurde berichtet, dass nach zwei Tagen alle Fragebögen vergriffen waren.

Die Auswertung der Fragebögen zeigte eine fehlerlose Handhabung der Teilnehmer/innen. Alle Fragen waren korrekt ausgefüllt. Alle Einverständniserklärungen waren unterschrieben und in den beigelegten Kuverts abgelegt. Bei einem Fragebogen wurde bei der Frage nach dem beruflichen Schwerpunkt zusätzlich zur korrekt angekreuzten Auswahlmöglichkeit schriftlich die Bemerkung Osteopathie angebracht. Da es sich dabei um eine fachliche Therapierichtung handelt und keinen beruflichen Schwerpunkt darstellt konnten hiervon keine Notwendigkeit einer Korrektur des Fragebogens abgeleitet werden.

Zusammenfassend zeigte der Pre–Test die Verwendbarkeit des Fragebogens, des Anschreibens und der Einverständniserklärung.

9.4 Durchführung der Untersuchung

Am 5.10.2016 wurde mit der Befragung begonnen. Hierzu wurden 155 Fragebogen an Kliniken, Rehabilitationskliniken, Praxen und während Berufsfachfortbildungen postalisch oder persönlich ausgehändigt. Zu den Einrichtungen, die postalisch die Fragebögen erhielten wurde drei Tage später telefonisch Kontakt aufgenommen. Hierbei wurde von den leitenden Personen bestätigt die Fragebögen erhalten und die Ablagevorrichtung entsprechend bereitgestellt zu haben.

Nach fünf Wochen wurden alle Einrichtungen per Telefonanruf an die Befragung erinnert.

Parallel wurden bei physiotherapeutischen Fachfortbildungen die Fragebögen ausgeteilt und am Ende der Veranstaltung von der Dozentin/dem Dozenten per Sammelumschlag mitgenommen. Zum 20.11.2015 waren 100 Fragebögen zurückgesendet oder persönlich abgeholt worden. Am Montag den 07.12.2015 wurden alle Einrichtungen telefonisch an die Beendigung der Untersuchung zu diesem Datum erinnert, verbunden mit der Bitte alle eingereichten Fragebögen samt Einverständniserklärungen mit dem beigefügtem anonymen Sammelkuvert zurückzusenden. Nach einer Woche Rücklaufzeit betrug die endgültige Anzahl der Fragebogen 155 Stück.

Davon waren 153 Fragebögen vollständig verwertbar ausgefüllt und die Einverständniserklärungen beigelegt. Bei zwei Fragebögen wurden einzelne Items nicht ausgefüllt, so dass diese nicht zur Auswertung genutzt werden konnten. Von den 153 verwertbar teilgenommenen Physiotherapeut/innen, waren 51 (33.3%) Männer und 102 (66.7%) Frauen. Das Durchschnittsalter der Physiotherapeut/innen betrug M=33.60 Jahre mit einer Range von 23 bis 61Jahren.

10 Statistische Auswertungen und Ergebnisse

Zur Auswertung wurde die Statistik- und Auswertung Software SPSS (Statistical Package for the Social Science) verwendet.

Die Berechnungen erfolgten mit einer 5%igen Irrtumswahrscheinlichkeit, bei $p<.10$ wird auf eine Tendenz hingewiesen.

10.1 Stichprobenbeschreibung

Es werden je nach Datenqualität Chi² Analysen, t-Tests und Varianzanalysen berechnet.

10.1.1 Alter

Beim Vergleich des Alters bei den Geschlechtern zeigt sich ein Mittelwert von M=35.20 Jahren für die Männer und M=32.0 Jahren für die Frauen. Der t-Wert ergibt einen tendenziellen Geschlechtsunterschied (t(151)=1.86, p=0.065). Physiotherapeutinnen sind tendenziell jünger als Physiotherapeuten.

10.2 Geschlecht x Altersgruppe

Es wurden zwei Altersgruppen gebildet <29 und >29. In einem $\chi2$-Test Geschlecht x Altersgruppe zeigte sich, dass sich signifikant mehr Frauen in der Gruppe der unter 29Jährigen befinden, währen mehr Männer in der Altersgruppe über 29 Jahre sind ($\chi2$=5.24, p=0.02, s. Tabelle 16).

Die nicht proportionale Verteilung bedingt, dass bei Varianzanalysen die Wechselwirkung nicht interpretiert werden kann.

	männlich	weiblich	Gesamt
bis 29. Lebensjahr	20 (13.07%)	60 (39.22%)	80 (52.88%)
über 29. Lebensjahr	31 (20,26%)	42 (27,45%)	73 (47.71%)
Gesamt	51 (33.33%)	102 (66.66%)	153 (100%)

Tabelle 16: Geschlecht x Altersgruppe

10.2.1 Geschlecht x Arbeitsform

Es wurde zwischen selbständiger Tätigkeit und Anstellungsverhältnis unterschieden. Die Kreuztabelle von Geschlecht und Arbeitsform zeigt ein signifikantes Chi^2 ($\chi 2$=10.62, p=0.01). Physiotherapeutinnen sind signifikant seltener selbstständig als Physiotherapeuten (s. Tabelle 17).

	männlich	weiblich	Gesamt
Selbstständig	14 (9.15%)	8 (5.27%)	22 (14.38%)
Anstellungsverhältnis	37 (24.83%)	94 (61,44)	131 (85.62%)
Gesamt	51(33.33%)	102 6.66%)	153 (100%)

Tabelle 17: Geschlecht x Arbeitsform

10.2.2 Geschlecht x Arbeitsschwerpunkt

Es wurde erfragt ob die Physiotherapeut/innen keinen Arbeitsschwerpunkt haben, teilweise in einem Schwerpunkt arbeiten oder generell einen Arbeitsschwerpunkt in ihrer Tätigkeit haben. In Bezug auf einen Arbeitsschwerpunkt zeigt sich kein signifikantes Ergebnis ($\chi 2$= 0.21, p=0.90, s. Tabelle 18). Die Verteilung von männlichen und weiblichen Physiotherapeut/innen ist in den Arbeitsschwerpunkten proportional.

	Männlich	weiblich	Gesamt
Kein Schwerpunkt	10 (6.5%)	23 (15.03%)	33 (21.57%)
Teilweise	19 (12.41%)	38 (24.84%)	57 (37.25%)
Mit Schwerpunkt	22 (14.38%)	41 (26.78%)	63 (41.18%)
Gesamt Anzahl	51 (33.33%)	102 (66.66%)	153 (100%)

Tabelle 18:Geschlecht x Schwerpunkt

76

10.2.3 Geschlecht x Lebensform

Die Lebensform wurde in 4 Kategorien erfasst: Alleinstehend, alleinstehend mit Kind, Partnerschaft/verheiratet und in Partnerschaft/verheiratet lebend mit Kindern. Der χ2 Test zeigt, dass die Lebensform bei den Physiotherapeutinnen und Physiotherapeuten proportional verteilt ist und sehr wenige alleinstehende Personen mit Kindern leben (χ2= 3.04, p=0.39, s. Tabelle 19).

	männlich	weiblich	gesamt
Alleinstehend	15 (9.80%)	26 (16.99%)	41 (26.80%)
Alleinstehend mit Kind/er)	3 (1.96%)	6 (3.92%)	9 (5.88%)
Partnerschaft/verheiratet	13 (8.45 %)	40 (26.14%)	53 (34.60%)
Partnerschaft/verheiratet mit Kind(er)	20 (13.07%)	30 (19.61%)	50 (32.68%)
Gesamt	51 (33.33%)	102 (66.66%)	153 (100%)

Tabelle 19: Geschlecht x Lebensform

10.2.4 Geschlecht x Kind(er)

Der χ2Test zeigt eine proportionale Verteilung von keinen bzw. ein oder mehreren Kindern bei männlichen und weiblichen Physiotherapeut/innen (χ2=2.82, p=0.24, s. Tabelle 20).

	männlich	weiblich	Gesamt
Kein Kind	26 (16.99%)	66 (43.14%)	92 (60.13%)
1 Kind	13 (8.45%)	17 (11.11%)	30 (19.61%)
2 oder mehr Kinder	12 (7.84%)	19 (12.42%)	31(20.26%)
Gesamt	51 (33.33%)	102 (66%)	153 (100%)

Tabelle 20: Geschlecht x Kinder

10.2.5 Geschlecht x Ausbildungsform

Als Ausbildungsformen kann zwischen einer dreijährigen Vollzeit Berufsfach-ausbildung, einem berufsbegleitenden Teilzeitstudium und einem Vollzeitstudi-um unterschieden werden. Der $\chi 2$-Test zeigt einen tendenziellen Unterschied in der Ausbildungsform zwischen den Geschlechtern ($\chi 2=24.98$, $p=0.08$, s. Tabelle 21). Tendenziell mehr Frauen haben die Berufsausbildung absolviert und mehr Männer als erwartet das berufsbegleitende Teilzeitstudium bzw. das Vollzeitstu-dium.

	männlich	weiblich	Gesamt
Berufsausbildung	37 (24.18%)	88 (57.52%)	125 (81.70%)
Berufsbegleitendes Teilzeit-studium	8 (5.23%)	10 (6.54%)	18 (11.76%)
Vollzeitstudium	6 (3.91%)	4 (2.61%)	10 (6.54%)
Gesamt	51 (33.33%)	102 (66.66%)	153 (100%)

Tabelle 21:Geschlecht x Ausbildungsform

10.2.6 Geschlecht x Berufsausbildung bzw. Studium abgebrochen

Insgesamt haben eine Frau die Berufsausbildung abgebrochen und 3 Männer und sieben Frauen das Studium ohne Erfolg beendet (s. Tabelle 22).

	Männer	Frauen
Berufsausbildung abgebro-chen	0 (0%)	1 (0.65%)
Studium abgebrochen	3 (1.96%)	7 (4.56)

Tabelle 22:Geschlecht x Berufsausbildung/Studium abgebrochen

10.2.7 Geschlecht x Vorberuf

Viele Physiotherapeut/innen wechseln von einem anderen Beruf in die Sparte der Physiotherapie. Der $\chi 2$-Test zeigt, dass signifikant mehr Frauen ohne Vorberuf Physiotherapeutinnen geworden sind als Männer, die eher einen Vorberuf aufweisen (5.70, p=0.02, s. Tabelle 23).

	männlich	weiblich	Gesamt
Ohne Vor- beruf	26 (16.99%)	72 (47.05%)	98 (62.09%)
Mit Vorbe- ruf	25 (16.34%)	39 (25.49%)	55 (35.95%)

Tabelle 23: Geschlecht x Vorberuf

10.2.8 Altersgruppe x Arbeitsform

Es zeigt sich, dass unter den älteren Physiotherapeut/innen signifikant mehr selbständig sind als unter den jüngeren ($\chi2$=15.39, p<0.001, s. Tabelle 24).

	bis. 29. Lebensjahr	über 29. Lebensjahr	Gesamt
Selbstständig	3 (13.64%)	19 (12.42%)	22 (100%)
Anstellungsverhältnis	77 (58.78%)	54 (41.22%)	131 (100%)
Gesamt	80 (52.29%)	73(47.71%)	153 (100%)

Tabelle 24: Alter x Arbeitsform

10.2.9 Altersgruppe x Schwerpunkt

Es gibt keine unterschiedliche Verteilung der Schwerpunkte in den beiden Altersgruppen (Chi^2=1.16, p=0.56, s. Tabelle 25).

	bis. 29. Lebensjahr	über 29. Lebensjahr	Gesamt
Kein Schwerpunkt	17 (51.51%)	16 (48.48%)	33 (100%)
Teilweise	27 (47.37%)	30 (52.63%)	57 (100%)
mit Schwerpunkt	36 (57.14%)	27 (42.86%)	63 (100%)
Gesamt	80 (52.29%)	73 (100%)	153 (100%)

Tabelle 25: Alter x Schwerpunkt

10.2.10 Altersgruppe x Lebensform

In der Gruppe der unter 29Jährigen sind mehr Physiotherapeut/innen alleinstehend und verheiratet ohne Kinder als erwartet, während in der Gruppe der über 29 Jährigen signifikant mehr verheiratet/ in Partnerschaft mit Kindern leben ($\chi2$=50.00, p<0.001, s. Tabelle 26).

	bis. 29. Lebensjahr	über 29. Lebensjahr	Gesamt
Alleinstehend	32 (78.04%)	9 (21.95%)	41(100%)
Alleinstendend mit Kind((er)	5 (55.55%)	4 (44.44%)	9 (100%)
Partnerschaft/verheiratet ohne Kind(er)	37 (69.81%)	16 (30.19%)	53 (100%)
Partnerschaft/verheiratet mit Kind(er)	6 (12%)	44 (88%)	50 (100%)
Gesamt	80 (52.29%)	73 (100%)	153 (100%)

Tabelle 26: Alter x Lebensform

10.2.11 Altersgruppe x Kinder

Die jüngeren Physiotherapeut/innen haben signifikant häufiger kein Kind, währen die über 29Jährigen häufiger ein oder mehrere Kinder als erwartet haben (Chi^2=55.93, p<0.001, s. Tabelle 27).

	bis. 29. Lebensjahr	über 29. Lebensjahr	Gesamt
kein Kind	69 (84.15%)	23 (28.04%)	82 (100%)
1 Kind	11 (36.67%)	19 (63.33%)	30 (100%)
2 oder mehr Kinder	0 (0%)	31(100%)	31 (100%)
Gesamt	80 (52.29%)	73 (47.71%)	153(100%)

Tabelle 27: Alter x Kinder

10.2.12 Altersgruppe x Ausbildungsform

Der überwiegende Teil der Physiotherapeut/innen hat eine Berufsausbildung absolviert, die Ausbildungsform ist über die Altersgruppen proportional verteilt ($\chi2=1.54$, p=0.46, s. Tabelle 28).

	bis. 29. Lebensjahr	über 29. Lebensjahr	Gesamt
Berufsausbildung	68 (54.40%)	57 (45.60%)	125 (100%)
Berufsbegleitendes Teilzeit-studium	7 (38.89%)	11 (61.11%)	18 (100%)
Vollzeitstudium	5 (50%)	5 (50%)	10 (100%)
Gesamt	80 (52.29%)	73 (47.71%)	153 (100%)

Tabelle 28: Alter x Ausbildungsform

10.2.13 Altersgruppe x Berufsausbildung/Studium abgebrochen

Von den unter 29Jährigen haben eine Person ihre Berufsausbildung und 3 Personen ihr Studium abgebrochen, von den über 29Jährigen haben 7 Personen ihr Studium abgebrochen (s. Tabelle 29).

	Abgebrochen	
Lebensalter	<29	>29
Berufsausbildung	1 (0.65%)	0 (0%)
Studium	3 (1.96%)	7 (4.56%)

Tabelle 29: Altersgruppe x Berufsausbildung/Studium abgebrochen

10.2.14 Altersgruppe x Vorberuf

Bei den jüngeren Physiotherapeut/innen haben signifikant mehr Personen als erwartet keinen Vorberuf erlernt. Bei den über 29 Jährigen ist die Verteilung ausgeglichen ($\chi2=15.73$, p<0.001, s. Tabelle 30).

	Bis. 29. Lebensjahr	über 29. Lebensjahr	Gesamt
Gesamt Ohne Vorberuf	63 (64.29%)	35 (35.71%)	98 (100%)
Mit Vorberuf	17 (30.91%)	38 (69.09%)	55 (100%)
Gesamt	80 (52.29%)	73 (47.71%)	153 (100%)

Tabelle 30: Altersgruppe x Vorberuf

10.3 Dauer der Berufstätigkeit in Jahren

Es wurde untersucht, ob sich die Dauer der Berufstätigkeit in Abhängigkeit vom Geschlecht und der Altersgruppe unterscheidet. Es wurde eine zweifaktorielle Varianzanalyse mit den Faktoren Geschlecht und Altersgruppe berechnet. Es zeigt sich kein Geschlechtseffekt [$F_{(1,149)}=0.411$, $p = 0.523$] aber ein Haupteffekt für die Altersgruppe [$F_{(1,149)}=101.32$, $p < 0.001$]. Die Gruppe der Physiotherapeut/innen über 29 weisen eine deutlich höhere Dauer der Berufstätigkeit auf (s. Tabelle 31).

	< 29	<29	Gesamt
Männer	2,300 (1,342)	14,58 (10,388)	9,760 (10,105)
Frauen	3,230 (2.265)	15,190 (9,192)	8,160 (8,501)
Gesamt	3,000 (2,105)	14,930 (9,653)	8,69 (9,066)

Tabelle 31: Mittelwerte und SD der Dauer der Berufstätigkeit für die Altersgruppen

10.4 Wochenarbeitszeit in Stunden

Es wurde eine zweifaktorielle Varianzanalyse mit den Faktoren Geschlecht und Altersgruppe berechnet. Als abhängige Variable fungiert die Wochenarbeitszeit in Stunden.

Es ergaben sich signifikante Haupteffekte für das Geschlecht [$F(1,149)=19.96$, p < 0.001] und für die Altersgruppe [$F(1,149)=13.45$, p < 0.001] und die Interaktion von Geschlecht und Alter [$F(1,149)=8.95$, p < 0.01].

Es zeigt sich, dass Männer im Durchschnitt eine signifikant höhere Wochenarbeitszeit aufweisen als Frauen (s. Tabelle 32).

Bezüglich der Altersgruppen ist ersichtlich, dass jüngere Physiotherapeut/innen eine signifikant höhere Wochenarbeitszeit aufweisen als ältere Physiotherapeut/innen (s Tabelle 32).

In der Wechselwirkung sieht man, dass in der Gruppe der Männer keinen signifikanten Unterschied zwischen der jüngeren und älteren Altersgruppe gibt, bei Frauen hingegen wird deutlich, dass die Frauen der älteren Altersgruppe eine signifikant niedrigere Arbeitszeit aufweisen als Frauen der jüngeren Altersgruppe und als Männer beider Altersgruppen (s. Tabelle 32).

	< 29	<29	Gesamt
Männer	38,25	37,26	37,65
	(4,375)	(6,811)	(5,594)
Frauen	36,08	26,31	32,06
	(8,290)	(10,653)	(10,468)
Gesamt	36,63	30,96	33,92
	(7,538)	(10,661)	(9,562)

Tabelle 32: Mittelwerte und SD der Wochenarbeitszeit
für Geschlecht und Altersgruppe

10.5 Teststatistische Überprüfung des Messinstrumentes zu psychischen Belastung, der Nähe und Distanz

Das Messinstrument zu Nähe und Distanz besteht aus 10 Vignetten, die für Physiotherapeut/innen bekannte Situationen in der Einzeltherapie darstellen (s. Tabelle 33).

Vignetten 1-10
1. Eine Patientin / ein Patient klagt überproportional und dauerhaft während der Behandlung über die Erkrankung.
2. Eine Patientin / ein Patient spricht während der Behandlung abwertend über eine Ihrer Kolleginnen oder Kollegen.
3. Eine Patientin / ein Patient hat während der Behandlung aufgrund mangelnder Körperhygiene einen unangenehmen Körpergeruch.
4. Eine Patientin / ein Patient stellt in der Behandlung trotz Aufklärung Ihrerseits, unerreichbare Anforderungen an Sie bezüglich des Therapieerfolges.
5. Eine Patientin / ein Patient verhält sich während der Behandlung ausgeprägt unmotiviert und fordert ausschließlich passive Therapiemaßnahmen von Ihnen.
6. Eine Patientin / ein Patient verhält sich während der Behandlung dauerhaft unfreundlich Ihnen gegenüber.
7. Eine Patientin / ein Patient befragt Sie während der Behandlung zu Ihrem privaten Umfeld.
8. Eine Patientin / ein Patient möchte sich privat mit Ihnen treffen. Sie wollen dies nicht.
9. Sie behandeln eine Patientin / einen Patienten eines Ihnen fremden Kulturkreises.
10. Eine Patientin / ein Patient eines Ihnen fremden Kulturkreises möchte sich nicht für die Behandlung entkleiden, sondern angekleidet behandelt werden.

Tabelle 33: Vignetten zu Nähe und Distanz

Bei allen Teilnehmer/innen wurde nach der psychologischen Belastung, nach der emotionalen Nähe (Sympathie) und Distanz (Antipathie), der räumlichen Nähe und Distanz und bei den Vignetten 9 und 10 auch nach der kulturellen Nähe und Distanz gefragt. Diese konnten auf einer Skala von 1=von gar nicht - bis10= total eingestuft werden. Über die Vignetten/Items wurden Skalen gebildet und Itemanalysen berechnet. Bei den Skalen Belastung, Antipathie, und räumliche Distanz, und Sympathie liegt die Reliabilität bei/über dem geforderten Wert von 0.7. Jedoch zeigen sich für die Skalen Räumliche Nähe, kulturelle Nähe und kulturelle Distanz geringer Werte, sie sind aber für einen Gruppenvergleich ausreichend. Die Skala kulturelle Distanz erreicht, auch aufgrund der geringen Itemanzahl eine sehr niedrige Reliabilität, es weist auf stark unterschiedliche Einstellungen zur kulturellen Distanz hin (s. Tabelle 34).

Messinstrument	Alpha	N Items
Belastung	0.80	10
Sympathie	0.69	10
Antipathie	0.70	10
Räumliche Nähe	0.64	10
Räumliche Distanz	0.73	10
Kulturelle Nähe	0.61	2
Kulturelle Distanz	0.49	2

Tabelle 34: Chronbachs Alpha

Die Trennschärfen der Vignetten wurden für jede Skala berechnet (s. Tabelle 35). Es zeigt sich, dass die Skalen Belastung, Kulturelle Nähe sowie kulturelle Distanz in allen Vignetten (Items) über Trennschärfen >0.3 verfügen. Die Skala Sympathie zeigt 2 Items (Fragen privates Umfeld, Behandlung fremder Kulturkreis) mit einer niedrigeren Trennschärfe, für Antipathie erfüllen 3 Items (Fragen privates Umfeld, Behandlung fremder Kulturkreis, Verweigerung Entkleidung) das Kriterium nicht, für räumliche Nähe sind es 4 Items (Krankheitsklage d. Patienten, Fragen privates Umfeld, Behandlung fremder Kulturkreis, Verweigerung Entkleidung) und für räumliche Distanz 2 Items (Krankheitsklage d. Patienten, Behandlung fremder Kulturenkreis) (s. Tabelle 35). Diese Items korrelieren nur ungenügend mit der zugehörigen Skala. Es wurde trotzdem keine Vignette ausgeschlossen, es zeigte sich aber dass einzelne Vignetten sehr uneinheitlich beantwortet werden. Am konsistentesten zeigt sich die Belastungsskala, während die Vignetten zur Messung der kulturellen Aspekte nur 2 Items enthält der Subtest also sehr kurz ist, die Trennschärfe ist aber gut, die Vignetten wurden aber in den anderen Subskalen inkonsistent beantwortet. Auch die Vignette in der es um das Eindringen der Patient/innen in die private Sphäre der Physiotherapeut/innen geht wird nicht homogen beantwortet.

Item/Vignette	Belas-tung	Sympa-thie	Antipa-thie	Räum. Nä-he	Räum. Distanz	Kult. Nähe	Kult Dist
Krankheitsklage des Patienten	0,53	0,29	0,39	0,19	0,25		
Abwertende Äußerungen	0,46	0,43	0,39	0,32	0,42		
Unangenehmer Körpergeruch	0,32	0,54	0,41	0,38	0,51		
Unerreichbare Therapieerfolge	0,61	0,39	0,50	0,50	0,52		
Unmotivierter Patient	0,54	0,44	0,49	0,39	0,46		
Unfreundlicher Patient	0,41	0,43	0,40	0,39	0,51		
Fragen privates Umfeld	0,52	0,16	0,16	0,23	0,34		
Privater Kontakt	0,49	0,42	0,39	0,43	0,36		
Sprache fremder Kulturkreis	0,44	0,13	0,22	0,03	0,13	0,44	0,32
Entkleidung fremder Kulturkreis	0,48	0,30	0,28	0,22	0,38	0,44	0,32

Tabelle 35: Trennschärfen

10.6 Hypothesentestung

10.6.1 Unterschiedshypothesen

Es wurde erwartet, dass in den SOC-Skalen und den Skalen der Nähe und Distanz sowohl Geschlechts- als auch Altersunterschiede auftreten. Da Alter und Geschlecht in der Stichprobe nicht proportional verteilt sind wurde daran gedacht, das Geschlecht als unabhängige Variable und das Alter als Kovariate in die Analyse einzubeziehen. Daher wurde zunächst untersucht, ob das Alter mit den Skalen korreliert.

Die Berechnung der Pearson-Korrelationskoeffizienten von Alter und den Skalen ergibt, dass das Alter lediglich mit einer einzigen Skala (SOC_V) eine schwach signifikante Korrelation von $r=0.164$, $p=0.043$ aufweist. Somit sind fast alle Skalen unabhängig vom Alter und auf den Einbezug des Alters als

Kovariate wird verzichtet, die Varianzanalysen werden daher nur unter Verwendung des Faktors Geschlecht durchgeführt.

10.6.2 SOC-Skalen

Für die SOC-Skalen Verstehbarkeit, Handhabbarkeit und Sinnhaftigkeit wurde eine multivariate Varianzanalyse mit der UV Geschlecht berechnet. Multivariat ergab sich ein tendenzieller Geschlechtseffekt [F(3,149)= 2,24, p=0.086]. Univariat konnte dieser Effekt tendenziell in der Skala Handhabbarkeit [F1,151=3,69, p=0,068] und signifikant in der Skala Sinnhaftigkeit [F (1,151)=6,25, p=0,014] gefunden werden (s. Tabelle 36). Berechnet man eine univariate Varianzanalyse mit dem SOC-Gesamtwert zeigt sich ein signifikanter Geschlechtsunterschied [F (1,151) =3,975, p=0.048]
Frauen haben bei den Subskalen und im Gesamtwert höhere Scores als Männer (s. Tabelle 36).

SOC Skalen	Männer	Frauen	P
	49,63	51,99	
Handhabbarkeit	(7,87)	(7,32)	0.068
	41,33	43,88	
Sinnhaftigkeit	(6,30)	(5,77)	0.014
	48,94	50,20	
Verstehbarkeit	(7,01)	(8,88)	0.395
Gesamt SOC	139.90	146.07	0.048

Tabelle 36: Mittelwerte und SD in den SOC Skalen und dem SOC Gesamtwert

10.6.3 Skalen der Belastung, Nähe und Distanz

Für die Belastung-, Nähe- und Distanzskalen wurde eine MANOVA mit der UV Geschlecht gerechnet. Multivariat zeigt sich kein signifikanter Geschlechtsunterschied [F (17,145= 1,018, p=0.421)). Da es sich um eine Neuentwicklung handelt wurden auch die univariaten Analysen betrachtet. Einzig in der Skala emotionale Distanz (Antipathie) zeigte sich ein tendenzieller Geschlechtseffekt [F(1,151)=3.26, p=0.07)]. Es zeigt sich, dass Frauen durchschnittlich tendenziell höhere Werte auf der Skala Antipathie aufweisen als Männer (s. Tabelle 37).

Skala	Männlich	Weiblich	Gesamt	P (Geschlecht)
Belastung	4,067 (1,605)	4,305 (1,666)	4,226 (1,645)	0,400
Sympathie	3,941 (1,180)	4,058 (1,029)	4,019 (1,079)	0,530
Antipathie	4,922 (1,277)	5,277 (1,076)	5,158 (1,155)	0,073
Räumliche Nähe	5,484 (0,892)	5,712 (0,983)	5,636 (0,957)	0,167
Räumliche Distanz	4,390 (1,146)	4,251 (1,073)	4,297 (1,096)	0,461
Kulturelle Nähe	5,392 (1,983)	5,574 (2,426)	5,513 (2,283)	0,645
Kulturelle Distanz	4,873 (2,304)	4,779 (2,273)	4,811 (2,276)	0,812

Tabelle 37: Mittelwerte und SD in den einzelnen Skalen

10.6.4 Überprüfung der einzelnen Vignetten

Um zu untersuchen wie gut die einzelnen Vignetten (Items) für die Messung auf den Skalen zur Belastung, Nähe und Distanz geeignet sind wurde für jede Vignette eine Varianzanalyse mit der unabhängiger Variable Geschlecht und den Skalen-Aspekte als AVs durchgeführt.

Vignette	Bel	R	Symp	R	Anti	R	räuml N	R	räuml D	R	kult N	R	Kult D	R
1.Klagen	3,59 (2,44)	6	4,93 (1.90)	2	4,05 (2,58)	9	4,94 1,62	9	4,30 1,17	7				
2.Abwertung	4,04 (2,95)	5	3,23 (2,01)	9	5,80 (2,21)	3	5,89 1,81	4	4,17 1,81	6				
3.Körpergeruch	5,83 (2,88)	2	3,39 (2,12)	8	6,15 (2,44)	2	7,47 2,45	1	3,42 2,71	9				
4.Unerr Erfolg	5,14 (2,66)	4	4,10 (1,65)	6	5,35 (1,97)	6	5,31 1,69	5	4,46 1,69	5				
5.Unmotiviert	3,43 (2,62)	7	3,67 (1,89)	7	5,50 (2,22)	4	5,27 1,65	6	4,84 1,78	3				
6.Unfreundlich	6,18 (2,84)	1	2,24 (2,57)	10	7,16 (2,74)	1	6,99 2,73	2	3,18 2,85	10				
7.Pivate Fragen	3,05 (2,68)	9	4,71 (2,11)	3	4,26 (1,99)	8	4,81 1,85	8	4,62 1,76	4				
8.Privat Kontakt	5,16 (2,96)	3	4,11 (2,24)	4	5,47 (2,09)	5	6,12 2,30	3	3,91 2,39	8				
9.Fremde Sprache	2,65 (2,70)	10	5,17 (2,13)	1	3,50 (2,21)	10	4,61 1,77	10	4,95 1,76	1	5,59 2,85	1	4,65 2,89	2
10.Entkleidung	3,18 2,68)	8	4,63 (2,13)	5	4,34 (2,13)	7	5,00 1,48	7	4,93 1,65	2	5,43 2,52	2	4,97 2,80	1

Tabelle 38: Mittelwerte (SD) und Rangreihe der einzelnen Vignetten in den Skalen zur Belastung, Nähe und Distanz R=Rang

Betrachtet man die Vignetten unter dem Aspekt der psychischen Belastung, so ist der Aspekt der unfreundlichen Patient/innen am belastendsten – dies spiegelt sich auch in den niedrigsten Sympathie- und Nähe-Werten und den höchsten Antipathie- und Distanzwerten wider. Ähnlich konsistent zeigt sich die Vignette „unangenehmer Körpergeruch", der in der Belastung an 2. Stelle liegt. An 3.

Stelle der psychischen Belastung liegt das Ansinnen von Patient/innen nach persönlichem Kontakt. Unproblematisch von der Belastung her scheinen die kulturellen Vignetten zu sein, die auch eher Sympathie, wenig Antipathie aber wenig räumliche Nähe und mehr räumliche Distanz hervorrufen (s. Tabelle 38).

Geschlechtsunterschiede ergaben sich nur bei 4 Vignetten als tendenzieller Effekt des Geschlechts für die Antipathie der Vignette Nr 5 (Unmotiviert / Passive Therapie) $F(1,151)=2.85l$, $p=0.09$, sowie ein signifikanter Effekt für die Vignette Nr 8, (Patient/in möchte sich privat treffen) $F(1,151)=5.04$, $p=0.026$.

Insgesamt resultierte sich bei Vignette Nr.3 (Unangenehmer Körpergeruch) in der Räumlichen Distanz ein signifikanter Geschlechtsunterschied $[F(1,151)=4.57, p=0.034]$, bei Vignette Nr.5 (Unmotiviert/Passive Therapie) in der Antipathie $[F(1,151)=2.85l, p=0.09]$ und Räumlichen Nähe $[F(1,151)=3.025, p=0.084]$ tendenzielle Geschlechtsunterschiede. Vignette Nr.7 (Fragen privates Umfeld) zeigte in der Belastung einen tendenziellen Geschlechtsunterschied $[F(1,151)=2.88, p=0.092]$, in der Räumlichen Nähe war der Geschlechtsunterschied signifikant $[F(1,151)=4.37, p=0.038]$ und in Vignette 8 (Privater Kontakt) reagierten Frauen mit signifikant mehr Antipathie als Männer $[F(1,151)=5.04, p=0.026]$.

Insgesamt zeigten Frauen stärkere Ausprägungen der Nähe- und Distanz Einschätzungen als Männer
(s. Tabelle 39).

Vignette	Skalen-Aspekt	MW (SD)		p
		Männer ……….	Frau-en	
Vignette 3 Körpergeruch	räumliche Distanz	4,08 (2,827) (2,597)	3,10	p=0.034
Vignette 5 Unmotiviert	Antipathie	5,08 (2,357) (2,122)	5,72	p=0.09
Vignette 5 Unmotiviert	Räumliche Nähe	4,94 (1,654) (1,638)	5,43	p=0.084
Vignette 7 Private Frage	Belastung	2,53 (2,564) (2,706)	3,30	p=0.092
Vignette 7 Private Frage	Räumliche Nähe	4,37 (1,673) (1,906)	5,03	p=0.038
Vignette 8 Privater Kontakt	Antipathie	4,94 (2,044) (2,073)	5,74	p =0.026

Tabelle 39: Geschlechterunterschiede in den Vignetten

10.7 Regressionsanalyse (Zusammenhangshypothesen)

10.7.1 Vorhersage des SOC-Gesamtwertes

Mittels schrittweiser multipler Regressionsanalyse wurde die Vorhersage des SOC-Gesamtwertes aus den soziodemografischen (Geschlecht, Alter, Lebensform), den berufsspezifischen (Ausbildungsform, Dauer der Berufstätigkeit, Arbeitsform, Arbeitsstunden/Woche, therapeutischer Schwerpunkt, Vorberuf) Variablen, der Belastung und den Nähe-und Distanzskalen (Sympathie, Antipathie, Räumliche Nähe, Räumliche Distanz, Kulturelle Nähe, Kulturelle Distanz) postuliert.

Der Gesamtwert der SOC-Skale lässt sich signifikant vorhersagen $F_{(6,146)}=10.79$, $p<0.001$, $R=0.554$, $R^2=0.307$, adj. $R^2=0.279$.

Es können ca. 28% der Varianz des Gesamt-SOC durch die Prädiktoren erklärt werden (s. Tabelle 40).

Frauen, Physiotherapeut/innen ohne Vorberuf, je eher die Lebensform partnerschaftlich mit Kind besteht, je niedriger die Belastung, je größer die Räumliche Distanz und die Kulturelle Nähe eingeschätzt werden desto höher ausgeprägt ist der SOC-Gesamtwert.

	B	SE	Beta	t	P
Belastung	-4,300	0,785	-0,388	-5,473	<0.001
Lebensform	5,240	1,080	0,340	4,851	<0.001
Vorberuf	-6,870	2,672	-0,182	-2,570	0,011
Räuml. Distanz	3,386	1,159	0,204	2,921	0,004
Geschlecht	6,196	2,719	0,161	2,279	0,024
Kulturelle Nähe	1,225	0,561	0,154	2,185	0,030

Tabelle 40: Vorhersage des Gesamt-SOC

10.7.2 Vorhersage der drei Subskalen des SOC

Neben der SOC-Gesamtskala wurde jede der drei Subskalen Verstehbarkeit, Handhabbarkeit und Sinnhaftigkeit in einer schrittweisen Regression vorhergesagt. Die Prädiktoren sind dieselben wie bei der Vorhersage des SOC-Gesamtwertes. Die Ergebnisse der drei Regressionsanalysen sind in den Tabellen 41, 42 und 43 dargestellt.

10.7.2.1 Verstehbarkeit

Für die abhängige Variable SOC-Verstehbarkeit zeigt sich ein F-Wert von $F(4,148)=10.60$, $p < 0.001$, $R=0.472$, $R^2=0.223$, adj. $R^2=0.202$. Die Vorhersage der SOC-Skala Verstehbarkeit ist signifikant möglich, ca. 20% Varianz der Verstehbarkeit ist aus den Prädiktoren vorhersagbar (s. Tabelle 41). Physiotherapeut/innen, ohne Vorberuf, eher in einer Partnerschaft mit Kind lebend und je niedriger die Einschätzung von Belastung und e höher die Räumliche Distanz zu den Klient/innen desto höhere Werte in der Skala Verstehbarkeit.

Verstehbarkeit	B	SE	Beta	t	P
Belastung	-1.83	0.381	-0.35	-4.794	0
Familienstand	2.15	0.534	0.296	4.018	0
Räuml. Distanz	1.48	0.572	0.19	2.594	0.01
Vorberuf	-2.67	1.295	-0.15	-2.063	0.041

Tabelle 41: Vorhersage der SOC-Skala Verstehbarkeit

10.7.2.2 Handhabbarkeit

Für die abhängige Variable Handhabbarkeit ergibt die Regression einen F-Wert von $F(5,147)=10.34$, $p < 0.001$, adj. $R^2=0.24$

Frauen, Personen mit Vorberuf, eher alleinlebend, je höher die Belastung, je geringer die Räumliche Distanz eingeschätzt wird, desto höher ist die Handhabbarkeit ausgeprägt (s. Tabelle 42).

Handhabbarkeit	B	SE	Beta	t	P
Belastung	2.371	0.462	0.37	5.131	<0.001
Familienstand	-1.343	0.33	-0.292	-4.065	<0.001
Räuml. Distanz	-2.803	1.142	-0.178	-2.454	0.007
Vorberuf	1.349	0.495	0.195	2.723	0.015
Geschlecht	2.367	1.163	0.148	2.036	0.044

Tabelle 42: Vorhersage der SOC Skala Handhabbarkeit

10.7.2.3 Sinnhaftigkeit

Für die schrittweise Vorhersage der Variablen Sinnhaftigkeit ergibt sich ein F-Wert von $F_{(4,148)}=7.774$, $p<0.001$, $R=0.416$, $R^2=0.173$, und adj. $R^2=0.15$.
Frauen, je stärker die kulturelle Nähe, je stärker die Antipathie, je geringer die Belastung ausgeprägt ist desto höher sind die Werte in der Sinnhaftigkeit (s. Tabelle 43).

Sinnhaftigkeit	B	SE	Beta	t	P
Kultur Nähe	0.741	0.202	0.28	3.661	0
Belastung	-1.154	0.302	-0.314	-3.822	0
Geschlecht	2.364	0.967	0.185	2.444	0.016
Antipathie	0.918	0.426	0.175	2.154	0.033

Tabelle 43: Vorhersage der SOC Skala Sinnhaftigkeit

11 Diskussion und Einordnung in die neuere Literatur

11.1 Sozial- und Berufsvariablen

Die Rücklaufquote von 155 Teilnehmer/innen bei insgesamt 155 ausgeteilten Fragebögen entspricht einer überdurchschnittlich hohen Beteiligung (100%), es gab nur eine Drop-Out Rate von 2 Fragebögen (1.29 %). Bei schriftlichen Befragungen in Form von Fragebögen in den sozialwissenschaftlichen Studien wird die Beteiligung ab einer Rücklaufquote von 15% als hoch (Schupp & Wolf, 2015). und damit als valide angesehen (Physio-Akademie, 2015). Die hohe Rücklaufquote könnte auf das ausgeprägte Interesse von Physiotherapeut/innen an der Teilnahme von wissenschaftlichen Arbeiten zurückgeführt werden (Hüter-Becker & Dölken, 2004). Zudem trugen sicherlich die persönlichen Kontakte des Verfassers zu der hohen Beteiligung bei.

Der höhere Anteil von Frauen in dieser Studie von exakt 33.33% Männer und 66.66% Frauen - korreliert mit den statistischen Erhebungen von berufstätigen Physiotherapeut/innen für das Jahr 2015. Der Frauenanteil in der Physiotherapie lag bei 76% (Statistisches-Bundesamt, 2016) und ist somit etwas höher ausgeprägt als die Geschlechterverteilung der Studienteilnehmer/innen. Es bestätigt sich, dass der Beruf der Physiotherapie ein frauendominierter Beruf ist. Ein Beruf wird dann als geschlechtstypisch angesehen wenn über 70% der Tätigen einem Geschlecht angehören (Bußmann, 2015).

Von Seiten der Arbeitsagentur Deutschland wird der Beruf der Physiotherapie dem Berufsfeld Gesundheit, Soziales und Bildung zugeordnet. Dieser Bereich ist mit einem Frauenanteil von 80% sozialversicherungspflichtig beschäftigten Frauen offensichtlich als geschlechtstypisch anzusehen (Arbeitsagentur-Statistik, 2015).

Der hohe Frauenanteil in der Studie sowie in dem Berufsbild der Physiotherapie steht im Gegensatz zu der durchschnittlichen Geschlechterverteilung in Berufen mit anhaltenden Fachkräfteengpässen. Hierzu gehört auch der Beruf der Physiotherapie und ist damit eine Ausnahme vom Trend (Bußmann, 2015). Von den 5,05 Millionen in Deutschland sozialversicherungspflichtigen Berufstätigen in Engpassberufen sind 3,23 Millionen männlich und 1,82 Millionen weiblich (Bußmann, 2015).

Betreffend der Lebensform zeigte die Studienstichprobe, dass die meisten Teilnehmer/innen in Partnerschaft/verheiratet leben. Am wenigsten leben alleinstehende Männer mit Kindern (1.96%), dann folgen alleinstehende Frauen mit Kindern (3.92%). Dieses Ergebnis folgt der Gesamtanzahl von alleinstehenden Männer mit Kindern in Deutschland im Jahr 2014 von 400 000, gegenüber 2 307 000 alleinstehenden Frauen mit Kindern (Statistica, 2015).

Der überwiegende Teil der Teilnehmer/innen hat keine Kinder (60.13%). Dieses Ergebnis spiegelt sich im Bundesdurchschnitt von kinderlosen Erwerbstätigen (23%) aus dem Jahr 2012 wider. Der Trend keine Kinder zu haben stieg innerhalb des vergangenen Jahrzehnts kontinuierlich an (Spiegel-online, 2013). Bei dem Berufsbild Physiotherapie kann man annehmen, dass die Ausbildung oder das Studium mit hohen (Hoch-)Schulgeldkosten verbunden ist. Es ist naheliegend, dass mit Beginn der Berufstätigkeit zunächst eine Erreichung einer finanziellen Stabilität angestrebt wird bevor Kinder geplant werden (Hüter-Becker, et al., 2015).

Es besteht ein tendenzieller Altersunterschied der Stichprobezwischen Männern und Frauen die Frauen sind im Mittel jünger als die Männer. Dieses Ergebnis deckt sich mit dem Gesundheitsreport über Berufstätigkeit, Ausbildung und Gesundheit (Grobe, 2013).

Es befinden sich signifikant mehr Frauen in der Gruppe der unter 29-Jährigen, während mehr Männer in der Altersgruppe über dem 29. Lebensjahr vertreten sind. Dies könnte damit begründet sein, dass die
Altersgruppe bis zum 29. Lebensjahr die oben aufgeführte berufsbedingte weibliche Geschlechterdominanz abbildet (Bußmann, 2015). Bei der Gruppe über dem 29. Lebensjahr könnte ein Grund für den erhöhten männlichen Anteil das immer noch teilweise vorhandene traditionelle Verständnis der Familienversorgerrolle sein (Scheibelhofer, 2004). Zudem liegt die Anzahl der Frauen, die nach der Erziehungszeit nicht mehr in das Berufsleben zurückkehren bei 36% (Wippemann, 2011). Dies erhöht proportional den männlichen berufstätigen Anteil.

Dass in der Altersgruppe über dem 29. Lebensjahr signifikant mehr Physiotherapeut/innen verheiratet/in Partnerschaft mit Kindern leben (% angeben) und in der Altersgruppe unter 29. Lebensjahren mehr alleinstehend ohne Kinder spiegelt den Trend in der Bundesrepublik Deutschland wider, erst mit zunehmendem Lebensalter Kind/er zu bekommen. 2014 war eine Frau bei ihrer Erstgeburt im

Durchschnitt 29,4 Jahre alt (Destatis-4, 2015). Bei den Singles ergab sich für das Jahr 2015, dass 14% der Gesamtbevölkerung als Single leben. Davon waren 15% in der Altersgruppe von 20-29 Lebensjahren (Statista, 2016).

Es war zu erwarten, dass ältere Studienteilnehmer/innen eine längere Berufsdauer aufweisen. Die deutlich höhere Dauer der Berufstätigkeit, insbesondere der Frauen der Altersgruppe über dem 29. Lebensjahr gegenüber der Altersgruppe bis zum 29. Lebensjahr könnte sich mit der Zeitspanne der Berufstätigkeit begründen. Bei der Altersgruppe über 29. Lebensjahr liegt diese bei durchschnittlich 38 Berufsjahren, ausgehend vom aktuellen Renteneintrittsalter in Deutschland von 67 Jahren (Holpert, 2016). Bei der Altersgruppe bis zum 29. Lebensjahr ist der frühestmögliche Berufsanfang mit 19 Jahren möglich, da die Mindestvoraussetzung zur Berufsfachschulausbildung der mittlere Bildungsabschluss ist. Dieser kann frühestens mit dem 16. Lebensjahr erreicht werden. Hinzu kommt die dreijährige Berufsfachschulausbildung (Physio-Verband, 2015). Bei den Männern die vor dem Jahr 2011 zu der Gruppe bis zum 29. Lebensjahr gehören kommt noch die 18-Monatige Wehrdienstpflicht, die 2011 per Gesetzt abgeschafft wurde, hinzu (Deutscher-Bundestag, 2011) und verkürzt dadurch die Netto Anzahl der Berufsjahre.

Der Geschlechtsunterschied zeigt eine signifikant höhere Wochenarbeitszeit der Männer gegenüber den Frauen. Dies erklärt sich durch die deutlich höhere Teilzeitarbeitsquote der Frauen in der Studie.
Auch innerhalb der Berufstätigen Physiotherapeut/innen in Deutschland liegt der Frauenanteil bei 90%, von 47% Teilzeitbeschäftigten (Bußmann, 2015). Generell ist der Anteil von Frauen bei sozialversicherungspflichtigen Teilzeitbeschäftigungen in Deutschland hoch (Wirtschafts-Sozialwissenschaftliches-Institut, 2015).

Dass die Physiotherapeut/innen der Stichprobe bis zum 29. Lebensjahr eine signifikant höhere Wochenarbeitszeit gegenüber den älteren Physiotherapeut/innen aufweisen, liegt an der zunehmenden Teilzeitquote der Altersgruppe ab dem 29.-Lebensjahr. Dieses Ergebnis korreliert mit dem bundesdeutschen Durchschnitt von Erwerbstätigen unabhängig der Wochenarbeitszeit. In der Zeit zwischen dem 30. und 40. Lebensjahr sind nur 79% der Frauen erwerbstätig, gegenüber 87% erwerbstätigen Männern, was sich zumeist durch die Erziehungszeit der

Mütter begründet (Bundesministerium für Familie-2, 2013). Im Nachbarland Österreich liegt die höchste Teilzeitquote bei Frauen im Alter zwischen dem 35. und 39. Lebensjahr (Kreimer, 2009). Diese Daten decken sich auch mit den Ergebnissen der Studie bei der Geschlechtsverteilung bei der Altersgruppe über 29. Lebensjahre.

Die Frauen zeigen im Vergleich zu den Männern eine signifikant geringere Wochenarbeitszeit. Innerhalb der Frauengruppe lässt sich zudem ein signifikant höherer Anteil an Teilzeitarbeit bei der Gruppe über dem 29. Lebensjahr gegenüber der Gruppe bis zum 29. Lebensjahr beobachten. Dieses Ergebnis ist konform mit den Ergebnissen einer Studie der durchschnittlichen Quote von berufstätigen Frauen mit Kindern. Es zeigte sich dass 80% in einem Teilzeit-Beschäftigungsverhältnis tätig sind. (Wirtschafts-Sozialwissenschaftliches-Institut, 2015).

Umgekehrt zeigt die Altersgruppe bis zum 29. Lebensjahr eine signifikant höhere Wochenarbeitszeit auf. Berufsanfänger/innen und jüngere Physiotherapeut/innen arbeiten demzufolge überwiegend in Vollzeit. Ähnliche Ergebnisse finden sich in den Pflegeberufen. Dort liegt die Quote der Vollzeiterwerbstätigen bis zum 35. Lebensjahr ebenfalls deutlich höher als nach dem 35. Lebensjahr, ab dem 50% der Beschäftigen in Teilzeit arbeiten (Simon, 2012).

Beim Verhältnis von Geschlecht und der Arbeitsform sind signifikant mehr Physiotherapeuten selbstständig als Physiotherapeutinnen. Auch hierbei könnte die o.a. Familienversorgerrolle ein Grund dafür sein (Scheibelhofer, 2004). Zudem ist für Frauen in der Erziehungszeit eine Anstellung auf geringfügiger Basis gegenüber einer selbstständigen Tätigkeit von Vorteil, da bei erstgenannter die Sozialversicherungen von der Arbeitgeberseite getragen werden müssen. Dadurch ist der Anreiz für eine freiberufliche Selbstständigkeit nicht gegeben (Alten, 2012). Würden Frauen vermehrt geringfügig-freiberuflich tätig sein, würde sich die Frauenquote der Teilzeitbeschäftigten reduzieren, da Freiberufler/innen unabhängig von der Wochenarbeitszeit nicht als teilzeitbeschäftigt gewertet werden (Arbeitsagentur-Statistik, 2015).

Der signifikant höhere Anteil von selbstständigen Physiotherapeut/innen der Altersgruppe über dem 29. Lebensjahr lässt sich möglicherweise mit dem Wunsch zunächst fundierte Berufserfahrung zu sammeln begründen. Da die durchschnittliche Zeitspanne zwischen Berufsbeginn und dem Erreichen des Grenz-Alters der Altersgruppen bei ca. 5 Jahren liegt ist die Begründung durchaus realistisch. Diese Vermutung bestätigt eine Studie mit 377 Teilnehmer/innen über die Berufsjahre als Festangestellte vor Beginn einer Selbstständigkeit. 65% der Teilnehmer/innen gaben an fünf oder mehr Jahre als Angestellte gearbeitet zu haben bevor sie sich selbstständig machten (Moser, et al., 2013).

Insgesamt liegt der Anteil der selbstständigen Studienteilnehmerinnen nahe beim bundesweiten Durchschnitt aller Berufe von Frauen in selbstständiger Vollerwerbstätigkeit. Dieser lag 2013 bei 33% (Abel-Koch, 2014).

Bei dem beruflichen Schwerpunkt gaben die Studienteilnehmer/innen eine proportionale Geschlechterverteilung der Unterkategorien an: Keinen Schwerpunkt (21.57%), teilweise (37.25%), mit Schwerpunkt (41.18%). Im Vergleich mit dem Bundesdurchschnitt der Verordnungsart 2015 zeigt sich hierbei eine Abweichung. 43% der Physiotherapieverordnungen beinhalteten eine orthopädische Diagnose (Physio-Verband, 2015). 30% dieser Verordnungen wurden von Orthopäd/innen ausgestellt (s. Tabelle 9, S.16). Es zeigt sich also im Gegensatz zu den Ergebnissen der Studie ein bundesweiter Schwerpunkt im Bereich der Orthopädie. Eine Erklärung dafür könnte sein, dass sich Physiotherapeut/innen in niedergelassenen Praxen als Allgemeinpraxen verstehen und vermehrt orthopädische Erkrankungen behandeln ohne dies als Schwerpunkt zu betrachten bzw. anzugeben (Physio-Verband, 2015).

Tendenziell zeigte die Stichprobe mehr Frauen mit einem Ausbildungsberuf Physiotherapie (70.40 %) als Männer (29.60%). Der bundesweite Durchschnittswert von erwerbstätigen Frauen mit einer Berufsausbildung beträgt 42% (Bundesregierung, 2014). Somit liegt die Frauenquote der Studie bezüglich des Ausbildungsberufs Physiotherapie über dem Bundesdurchschnitt, annähernd im Bereich des GesamtGeschlechteranteil der Studie (66.66%) und unter dem Anteil von erwerbstätigen Physiotherapeutinnen in Deutschland (76%) (Statistisches-Bundesamt, 2016).

Die Abbruchquote der Studienteilnehmer/innen von Berufsausbildungen zeigt nahezu keinen Geschlechtsunterschied (0 Männer vs. 1 Frau). Die Daten des Ausbildungsreports Deutschland 2015 bestätigen diese Ergebnisse (Haggenmiller, 2015). Der Geschlechtsunterschied der Abbruchsquote von Berufsausbildungen ergab ebenfalls sich annähernde Werte (Haggenmiller, 2015).

Ein berufsbegleitendes Teilzeit- oder Vollzeitstudium haben gleichviel Studienteilnehmerinnen wie Studienteilnehmer absolviert (50/50%). Dieses Ergebnis spiegelt sich in der Geschlechterverteilung bezüglich einer akademischen Laufbahn. Diese beträgt 50.2% Frauen, also nahezu ausgeglichen. In dem Berufsbereich Gesundheit und Soziales ist der Frauenanteil höher und liegt bei 73,9% (Destatis-2, 2014). Ein zukünftig höherer Frauenanteil mit Hochschulabschluss könnte sich durch den Zeitfaktor ergeben. Da die Physiotherapie in Deutschland erst seit wenigen Jahren an Hochschulen studiert werden kann, und die Frauenquote in der Physiotherapie bei 76% liegt wäre es naheliegend, dass sich aufgrund der hohen Frauenquote das Verhältnis von Frauen und Männern mit einem Hochschulabschluss in Richtung höherem Frauenanteil verändert.

Bei dem Zugang zum Beruf zeigte sich, dass signifikant mehr Frauen ohne Vorberuf die Physiotherapie als Erstberuf erlernt haben, im Gegensatz zu Männern. Dies könnte damit zusammenhängen, dass junge Frauen bei ihren Berufswahlentscheidungen sich deutlich mehr auf ein zielgerichtetes Spektrum von Berufen fokussieren welche ihre zukünftige Lebensplanung ermöglicht, während junge Männer das mögliche Spektrum ihrer beruflichen Tätigkeit deutlich breiter betrachten (Beicht & Walden, 2014) .

11.2 Psychische Belastung, emotionale (Sympathie/Antipathie), räumliche und kulturelle Nähe und Distanz

Der Fragebogen wurde auf der Basis von 10 Vignetten entworfen, die auf der Grundlage von Focusgruppen formuliert wurden und typische Problem-Situationen in der physiotherapeutischen Einzeltherapie darstellen.

Der erste Aspekt betraf die psychische Belastung, der die Physiotherapeut/innen in diesen Situationen ausgesetzt sind. Unfreundliche Patient/innen sind im Mittel am belastendsten, was sich auch in den Sympathie-, Antipathie und Distanzwerten niederschlägt. Dies bezüglich ist in den Pflegeberufen die psychische Belastung durch unfreundliche/aggressive Patient/innen als psychosoziale Belastung anerkannt (Schewior-Popp, et al., 2012). In den Standards der Pflegeausbildung wird explizit darauf hingewiesen, dass aufgrund der vielfältigen Belastungen die Pflegefachkraft mit den individuellen Entwicklungen von Wiederstandsressourcen nicht alleine gelassen werden darf. Es werden zur Unterstützung betriebliche Gesundheitsförderungsmaßnahmen empfohlen (Schewior-Popp, et al., 2012).

Auch in der Ärzteschaft wird von der psychischen Belastung durch unfreundliche Patient/innen berichtet. Eine Studie mit 1408 teilgenommenen Ärzte/Ärztinnen zeigte, dass 91% schon mindestens einmal während ihrer Berufstätigkeit durch unfreundlich bis aggressive Patienten konfrontiert waren und die Situation als belastend empfunden haben (Huber, 2015).

An zweiter Stelle als Auslöser für eine psychische Belastung steht unangenehmer Körpergeruch. Dieses Ergebnis unterstützt die Erkenntnisse einer Studie über das Ekelempfinden von Angehörigen der Pflegeberufe. Dabei zeigte sich, dass vor allem der unangenehme Körpergeruch an vorderster Reihe der genannten Gründe als Auslöser für Ekel und einer damit verbundenen psychischen Belastung ist (Krey, 2003).

Um dieser Belastung entgegen zu wirken werden schon in der Ausbildung/Studium der Physiotherapie mögliche pathologische Ursachen für einen unangenehmen Körpergeruch gelehrt um ein Verständnis für die Erkrankung des Patienten/der Patientin und dem damit verbundenen Körpergeruch zu entwickeln (Reimann, 2013).

Bei Patient/innen die nicht aufgrund von pathologischen Prozessen sondern aufgrund der mangelnden Körperhygiene einen angenehmen Körpergeruch verbreiten wird Angehörigen von medizinischen Berufen empfohlen, das persönliche Empfinden von Körpergerüchen als Maß zu verwenden und mit einer konkret formulierten Bitte den Patienten/die Patinnen um eine angemessene Körperhygiene zu bitten (Eichhorn, 2009).

An dritter Stelle als mögliche psychische Belastung liegt der Wunsch des Patienten/der Patientin nach privatem Kontakt mit den Physiotherapeut/innen.

Hierbei ist nicht nur die direkte Anfrage nach privatem Kontakt für den Physiotherapeuten/die Physiotherapeutin belastend, sondern auch die Möglichkeiten der Patient/innen sich umfangreiche Informationen mit Hilfe des Internets zu besorgen und den Physiotherapeuten/die Physiotherapeutin damit zu konfrontieren oder als Türöffner für einen privaten Kontakt zu benutzen. Das unbedachte Preisgeben von persönlichen Freizeitaktivitäten, Hobbies oder sonstigen Vorlieben in medialen Netzwerken ist für Physiotherapeut/innen mit Vorsicht zu handhaben und kann im negativsten Fall bis zu Cyberstalking führen (Sonnenmoser, 2010)

Ein wichtiger Ansatz zur Vermeidung von privaten Patientenkontakten ist die Signalisierung eines zufriedenen und glücklichen persönlichem Privaten Umfeldes. Je weniger eigene Probleme dem Patienten dargestellt werden umso schwieriger wird es für ihn/sie eine Andockstelle für einen privaten Kontakt zu finden (Weller, 2006).

Auch medizinische Fachangstelle stellt der Umgang mit aufdringlichen und nach privatem Kontakt fordernden Patient/innen eine alltägliche psychische Belastung dar. Um besser mit damit umgehen zu können wurde sogenannte „Rote Linien" definiert. Werden diese von dem Patienten/der Patientin überschritten gibt es einen Handlungspfad mit dem der/die medizinische Fachangestellte professionell die Aufdringlichkeiten abwehren kann. Wichtig dabei ist der Grundsatz verbal klare und eindeutige Grenzen zu ziehen. Sollte der Patient/die Patientin dieses Signal nicht verstehen oder ignorierten wird empfohlen Kolleg/innen hinzuzuziehen und in deren Beisein noch deutlich der Wusch auf Distanz zu kommunizieren (Merz, 2015).

Unproblematisch in Bezug auf die psychische Belastung scheinen kulturelle Aspekte wie Verständigung in fremder Sprache und Verweigerung der Entkleidung bei fremder Kultur und private Fragen zu sein.

Bei der Verständigung in fremder Sprache könnte die psychische Belastung gering sein, weil es eine eindeutige Rechtsprechung hierzu gibt. Therapeutisch Tätige sind verpflichtet, Patienten die der deutschen Sprache nicht oder nur teilweise mächtig sind, eine Aufklärung über die beabsichtige Behandlung in deren Muttersprache zu gewährleisten (Schell, 2015). Gegebenenfalls muss ein Dolmetscher/eine Dolmetscherin oder andere Personen die als Übersetzer/in fungieren können hinzugezogen werden. Dies gilt auch während der Behandlung (Schell, 2015). In vivo werden oftmals Familienangehörige oder ausländisches Personal hinzugezogen. Dadurch sin die Sprachbarrieren minimiert.

Dass die Verweigerung zur Entkleidung von Personen fremder Kulturen keinen Bezug zur psychischen Belastung vorweist, könnte damit zusammenhängen, dass in Krankenhäusern, Arzt- und Physiotherapiepraxen häufig Leitfaden vorhanden sind wie mit solchen Situationen umgegangen werden kann. Dabei ist die Aufklärung über die Sitten und Gebräuche fremder Kulturen ein wichtiger Aspekt (Metin, 2010).

Insgesamt gibt es kaum Geschlechtsunterschiede. Männer und Frauen, die in der Physiotherapie tätig sind empfinden in den meisten Situationen die psychische Belastung, die emotionale (Sympathie/Antipathie) und die räumliche und kulturelle Nähe und Distanz ähnlich.

Allgemein und nicht auf die untersuchten Situationen (Vignetten) bezogen scheint sich die ähnliche emotionale Wahrnehmung bei Männern und Frauen zu bestätigen. Eine Studie mit verheirateten Männer und Frauen zeigte, dass diese über einen beruflichen Tagesverlauf betrachtet, gleich häufig über negativ und positiv erlebte Emotionen berichteten (Lozo, 2010).

Die Tendenz, dass Physiotherapeutinnen in dieser Studie Belastung, Nähe und Distanz teilweise stärker empfinden ist in Übereinstimmung mit einer Studie mit 3398 Probanden zur Untersuchung der geschlechtsunterschiedlichen Wahrnehmung von Emotionen. Dabei wurden unterschiedliche Bildszenen gezeigt, einige davon emotional, andere neutral. Es zeigte sich, dass Frauen vor allem auf die negativ emotionalen Bildszenen deutlich stärker reagierten als Männer. Gehirnscans zeigten eine erhöhte Aktivierung motorisch aktivierenden Areale. Das Ergebnis der Studie demonstrierte, dass Frauen deutlich stärker negative Emotionen wahrnehmen und ausdrücken können als Männer (Schneider, 2015).

Die These der sogenannten „Display Rules" spiegelt diese Vorstellungen wieder, dass stereotype Geschlechterbeschreibungen als gesellschaftliche Regeln erstellt werden, welche Emotionen mit welcher Intensität und in welchem Kontext, auch geschlechtsbezogen, gezeigt werden dürfen. Auf dieses Rollenverständnis werden Frauen und Männer gesellschaftlich geprägt (Merten, 2003).

Die Expressivität von Emotionen wird auch für die Geschlechter definiert und bei Frauen gesellschaftlich eher toleriert und erwartet als von Männern (Lozo, 2010).

Aus Sicht der Geschlechterrollenverteilung sollen demzufolge Frauen Emotionen stärker wahrnehmen und kommunizieren als Männer, von denen dies nicht erwartet und auch nur bedingt zugestanden wird. Diese gesellschaftlichen Rollenverteilungen, die auch das Wahrnehmen und Ausdrücken von Gefühlen wie die Antipathie kategorisieren, sind subjektiver und zeitgeistiger Natur. (Merten, 2003).

Die gesellschaftliche Rollenverteilung könnte einen Hinweis geben warum die Physiotherapeutinnen der Stichprobe die Antipathie gemäß ihrem Rollenverständnis stärker empfinden. Die Vorstellungen, dass Frauen u.a. fürsorglich und emotional expressiv, während Männer autonom und dominant sind, wurden schon vor 2500 Jahren von Platon geprägt und haben sich z.T. bis in die heute Zeit auch kulturübergreifend manifestiert (Merten, 2003).

Die Frauen erleben die Antipathie verstärkt nur in Vignetten, in denen Übergriffe in ihre Privatsphäre von den Patient/innen stattfinden, dabei fühlen sich Frauen belästigt, die Männer vielleicht sogar noch geschmeichelt (Wilde, 2013). Grundsätzlich beginnen sexuelle Übergriffe nicht erst mit physischen Handlungen. Auch verbale Anzüglichkeiten und Eindringen in das Privatleben gehören dazu (Bayer, 2002). Die Berufsgenossenschaft für Gesundheitsdienst und Wohlfahrtspflege, zu der auch der Beruf der Physiotherapie gehört, bestätigt, dass sexuelle Belästigungen in den Berufen Ihrer Branchenvertretung alltäglich sind, wobei ein Großteil der Betroffenen Frauen sind (Baitinger, 2016). Einer Studie zufolge wurden 18% der weiblichen Pflegekräfte im ambulanten Dienst sexuell belästigt (Haufe, 2013).

Fragen von Seiten des Patienten/der Patientin zum privaten Umfeld des Physiotherapeuten/der Physiotherapeutin führten bei den Frauen der Stichprobe zu einer tendenziell größeren psychischen Belastung als bei den Männern. Dabei wurde die räumliche Nähe von Frauen als signifikant belastend dargestellt.
Da die Behandlung der Physiotherapie überwiegend in der Intimzone stattfindet, kann diese sowohl für
den Patienten/die Patientin als auch für den Physiotherapeuten/die Physiotherapeutin grundsätzlich psychisch belastend sein (Hoos-Leister & Balk, 2008). Kommen zu dieser Belastung noch Fragen zum privaten Umfeld hinzu kann die unvermeidbare gegenwärtige räumliche Nähe als verstärkend belastend empfunden werden unabhängig vom Geschlecht (Hüter-Becker, 2004).
Da pflegende/therapeutische Tätigkeiten in der gesellschaftlichen Rollenverteilung immer noch feminin deklariert werden und mit sozial definierten Verhaltensmustern gegenüber den Physiotherapeutinnen verbunden ist, könnten sie Fragen zum privaten Umfeld psychisch belastender empfinden (Zimbardo & Gerrig, 1999). Erschwerend hinzukommend ist die psychische Belastung durch Fragen zum privaten Umfeld nicht durch eine entsprechende räumliche Distanz kompensieren zu können.
Auch in tätigkeitsverwanden Berufen wie der Pflege findet sich die Belastung durch Fragen zum privatem Umfeld in Verbindung mit dem Verhältnis von Nähe und Distanz wieder. Da pflegerische Tätigkeiten im patientennahen- bis hin zum Intim-Bereich vorwiegend von Krankenschwestern und nicht von Krankenpflegern durchgeführt werden (Backes, et al., 2008), sind die Krankenschwestern einer höheren psychischen Dauerbelastung ausgesetzt, da die Hemmschwel-

le in Hinsicht auf Distanzlosigkeit bei längerem Verweilen in der Intimzone eines fremden Menschen sinkt und dadurch zu einer psychischen Belastung bei der Krankenschwester führen kann (Praxisteam-professionell, 2009). Es ist naheliegend, dass Krankenschwestern in dieser exponierten Situation sensibler auf Fragen zum privaten Umfeld reagieren als Männer, da diese deutlich weniger mit dieser Situation konfrontiert sind und dadurch auch nicht einer Dauerbelastung ausgesetzt sind. Männer in Pflegeberufen sind vermehrt in leitenden Tätigkeiten, wie Stationsleitung, Pflegedienstleitung oder der Patient/innen Erstaufnahme tätig und dadurch weniger in der direkten Patient/innenpflege arbeitend (Backes, et al., 2008).

Dieses Ergebnis könnte eine Studie unterstützen die belegt, dass Frauen deutlich stärker als Männer über die Fähigkeit verfügen nonverbale Signale erkennen und deuten zu können. Dies bezieht sich auch die Mimik und Körperhaltung des Gesprächspartners/der Gesprächspartnerin (Zellerhoff, 2001).
Zu diesem Ergebnis kommen auch andere Autoren. Männer können emotionsrelevante nonverbale Hinweisreize schlechter einschätzen und nehmen daher die Emotionen anderer Personen undifferenzierter wahr als Frauen (Merten, 2003; Lozo, 2010).
Da Männer eine geringere Ausprägung dieser Fähigkeiten haben könnte es sein, dass sie die Botschaft hinter dem Wunsch nach privatem Kontakt nicht differenziert genug erkennen und dadurch eine andere, gegebenenfalls geringere Bedeutung zuordnen als Frauen. Diese könnten durch Ihre Wahrnehmungsfähigkeiten unangenehme Botschaften erkennen lassen und intensiver mit Antipathie reagieren (Pasero, 1999).
Dass Frauen über eine stärkere Wahrnehmung als Männer verfügen belegt eine Studie von über 55000 Berufstätigen. Dabei wurden die Teilnehmer/innen von über 90 Ländern befragt. Es wurden die grundlegenden und emotionalen Kompetenzen erforscht. Dabei zeigte sich, dass Frauen über eine doppelt so hohe Fähigkeit verfügen sich adäquat in der Selbstwahrnehmung einschätzen zu können als Männer. Zudem zeigten Frauen eine 74%ig höhere Fähigkeit zur Entwicklung von Empathie (Korn, 2015).

Bei Patient/innen mit unangenehmem Körpergeruch zeigte sich ein signifikanter Geschlechtsunterschied. Frauen halte eine größere räumliche Distanz als Männer. Dieses Ergebnis tendiert zu der Erkenntnis zahlreicher Studien, dass Frauen organisch über eine höhere Sensibilität gegenüber Duftstoffen (Koelega, 1994), deren Identifikation (Ship, et al., 1996) und Diskrimination (Schleidt, et al., 1981) verfügen als Männer.

Eine Studie mit mehr als 3000 Teilnehmer/innen belegte ebenfalls eine signifikante Überlegenheit der Frauen gegenüber den Männern bei der Geruchs- Sensibilität, Identifikation und Diskrimination (Hummel, et al., 2007)

Die bessere Geruchsleistung von Frauen konnte auch elektrophysiologisch bestätigt werden (Olofsson & Nordin, 2004).

Auch belegte sich bei Frauen die stärkere kortikale Aktivität nach Geruchsreizen. Bei Männern ist diese geringer ausgeprägt (Yousem, et al., 1999).

Durch die nachweislich besseren Geruchswahrnehmungen der Frauen könnte eine intensivere Wahrnehmung des unangenehmen Körpergeruchs der Patient/innen und dem Wunsch nach räumlicher Distanz erklärbar sein.

Unmotivierte und passive Therapie fordernde Patient/innen führen bei Frauen tendenziell zu einer Verstärkung der Antipathie verbunden mit einer erhöhten Belastung durch die räumliche Nähe.

Genderübergreifend können für Physiotherapeut/innen möglicherweise folgend aufgeführte Umstände zu einer verstärkten Antipathie durch unmotivierte Patient/innen führen, die nicht im direkten therapeutischen Einflussbereich des Physiotherapeuten/der Physiotherapeutin liegen.

Hierzu wurden anhand einer Untersuchung drei Patient/innengruppen gefunden. Erstens Patient/innen die eine Verrentung anstreben und deswegen an keiner Genesung Ihres Leidens interessiert sind. Zweitens Patient/innen die aufgrund von negativen Lebenssituationen wie Arbeitslosigkeit oder Trennung etc. unmotiviert sind. Drittens Patient/innen die eine unangemessene Komforterwartung (Hotelcharakter) an ein Krankenhaus und dessen Personal haben (Hoefert, 2007).

Interessant ist im Zusammenhang mit Patient/innen dieser Gruppierungen, dass ein Krankenhaus formaljuristisch berechtigt ist Patient/innen abzulehnen bzw. an ein anderes Krankenhaus zu verlegen, sollte sie nicht ihrer Mitwirkungspflicht zur persönlichen Genesung nachkommen. De facto wird dies jedoch nicht umgesetzt da ein negatives Meinungsbild gegenüber der Einrichtung befürchtet wird (Deutsche-Rentenversicherung-Bund, 2005).

Dies könnte zusätzlich zur verstärkten Antipathie führen, da der Physiothera-peut/die Physiotherapeutin sich von der Geschäftsleitung bei (unmotivierten) Problempatienten nicht adäquat unterstützt fühlt.

Dass dauerhaft negative Empfindungen bei Therapeut/innen zu einer Reduzie-rung der Bereitschaft zur Einbringung ihrer gesamten Kompetenzen führen kön-nen wurde in einer Studie belegt (Hoffmann, 2012).

11.3 Gesamt SOC und die drei Subskalen

Insgesamt zeigten die Studienteilnehmerinnen einen tendenziell höheren Score des SOC als die Teilnehmer. Dieses Ergebnis wiederspricht Studien, die einen minimal tendenziell erhöhten SOC Wert bei Männern fanden (Schumann, et al., 2003). Die Studien verwendeten dabei durchgehend den SOC-29 Fragebogen. Interessanterweise zeigen andere Studien die den SOC-13 verwendet haben ei-nen minimal tendenziell erhöhten SOC Score bei Frauen (Eriksson & Lind-ström, 2006).

Insgesamt bewegen sich die abweichenden Nuancen in einem sehr engen Feld. Deswegen sollten die unterschiedlichen Tendenzen mit Vorsicht bewertet wer-den, da die Salutogenese komplex ist und die Ableitung allgemeiner Gesetzmä-ßigkeiten von empirischen Werten sogfältig abzuwägen ist (Balke, 2012).

Das Ergebnis der Studie im SOC-Gesamtwert, erhoben mit dem SOC-29, liegt also im Trend der Ergebnisse von Studien erhoben mit dem SOC-13 Fragebo-gen.

Mittels schrittweiser multipler Regressionsanalyse wurde die Vorhersage des SOC-Gesamtwertes aus den soziodemografischen (Geschlecht, Alter, Lebens-form), den berufsspezifischen (Ausbildungsform, Dauer der Berufstätigkeit, Ar-beitsform, Arbeitsstunden/Woche, therapeutischer Schwerpunkt, Vorberuf) Va-riablen, der Belastung und den Nähe-und Distanzskalen (Sympathie, Antipathie, Räumliche Nähe, Räumliche Distanz, Kulturelle Nähe, Kulturelle Distanz) durchgeführt. Signifikante Prädiktoren waren das Geschlecht (Frauen), Physio-therapeut/innen ohne Vorberuf, je eher die Lebensform partnerschaftlich mit Kind besteht, je niedriger die psychische Belastung, je größer die Räumliche Distanz und die Kulturelle Nähe eingeschätzt und gewünscht werden desto hö-her ausgeprägt ist der SOC-Gesamtwert. Dass Physiotherapeut/innen ohne Vor-beruf über einen höheren SOC Score verfügen spiegelt sich in einer Studie mit deutschen Auszubildenden im Handwerk wieder. 75% waren Auszubildende ohne Vorberuf und wollten in ihrem Beruf nach der Ausbildung bleiben da er ihnen Freude bereitet (Riering, 2015). Die Freude und die Sinnhaftigkeit am Beruf sind entscheidende Faktoren ob jemand in seinem Beruf verbleibt oder die Branche wechselt (Neubäumer, 1999). Speziell die Sinnhaftigkeit hängt entscheidend von der Geisteshaltung ab und weniger von der Tätigkeit. Je mehr ein Mensch die Beziehung zwischen sich und seiner Umwelt als bedeutungsvoll ansieht umso höher ist die berufliche Sinnhaftigkeit (Isaksen, 2000).

Wie eine Umfrage zeigte, sind Physiotherapeut/innen grundsätzlich mit ihrem Beruf zufrieden und sehen darin eine ausgeprägte Sinnhaftigkeit (Neubauer, 2005).

In Partnerschaft mit Kind/er zu leben hat bei den Studienteilnehmer/innen einen positiven Zusammenhang mit dem SOC Score gezeigt. Diese Tendenz unterstreicht die Ergebnisse des World-Happiness-Reports bei der 6800 Personen aus 10 verschiedenen Ländern teilgenommen hatten. Für 71% der Teilnehmer/innen war die Partnerschaft oder die Familie der wichtigste Glücksfaktor (World-Happiness-Report, 2014).

Beinhaltet die Partnerschaft/Familie auch Kind/er ist die Zufriedenheit noch höher. Zu diesem Ergebnis kamen zwei Autorinnen indem sie drei Studien durchführten. Für die erste Studie werteten sie eine repräsentative US-Umfrage mit 7000 Beteiligten aus. Bei der Umfrage wurden die Teilnehmer/innen zu vier verschiedenen Zeitpunkten in ihrem Leben befragt. Die Alterspanne lag zwischen 17 und 96 Jahren. Das Ergebnis war zu jedem Zeitpunkt, unabhängig der Altersgruppen, immer gleich. Paare mit Kindern waren glücklicher, zufriedener und sahen in ihrem Leben mehr Sinn (Nelson, et al., 2012).

Die zweite Studie wertete die elektronisch spontan erfassten Glücksmomente von 386 Teilnehmer/innen pro Tag aus. Das Ergebnis zeigte, dass Paare mit Kinder glücklicher waren und wesentlich mehr Glücksmomente angaben als kinderlose Teilnehmer/innen (Nelson, et al., 2012).

In der dritten Studie befragten die Autorinnen 186 Eltern wie sie den vorherigen Tag verbracht hatten. Dabei gaben die Eltern westlich mehr Aktivitäten an, die für Ihr Leben einen Sinn ergaben, als Kinderlose (Nelson, et al., 2012).

Bei der vorliegenden Studie zeigte sich, dass die Teilnehmer/innen, die eine geringere psychische Belastung empfinden über einen höheren SOC Score verfügen. Dies deckt sich mit den Thesen des Salutogenese Models von Aaron Antonovsky. Dieser postulierte, dass je höher das Kohärenzgefühl entwickelt ist, desto besser kann ein Mensch psychischen Belastungen bewältigen (Antonovsky, 1979). Dass das notwendige Vorhanden-Sein von Bewältigungsstrategien (Coping-Strategien) im direkten Zusammenhang mit dem Kohärenzgefühl steht wird von mehreren Autor/innen bestätigt (Faltermaier, et al., 2014).

Weiterführend bestätigte eine Querschnittstudie von 443 Studierenden im Alter von 18–33 Jahren den Zusammenhang zwischen Coping-Strategien und dem Kohärenzgefühl. Es zeigte sich, dass je ausgeprägter die Coping Strategien sind umso höher ist das Kohärenzgefühl und umso niedriger wird die Stressbelastung empfunden (Zander, 2016).

Das Ergebnis der Studie ergab, dass jene Teilnehmer/innen über einen ausgeprägten SOC Score verfügen bei denen die räumliche Distanz ausgeprägter empfunden wird. Da die Distanz zum Patienten i.d.R. bei allen Studienteilnehmer/innen gleichbleibend innerhalb der Intimzone liegt, handelt es sich bei der Wahrnehmung der räumlichen Distanz um eine subjektive Empfindung. Die gleiche Distanz wird unterschiedlich wahrgenommen. Der möglich entstehende Stress entwickelt sich, da die natürlichen Reaktionen von Angriff oder Flucht beim gegenseitigen Eindringen in die Intimzone nicht ausgelebt werden können (Stangl, 2015).

Als eine mögliche Coping-Strategie zur Stärkung des Kohärenzgefühls in der physiotherapeutischen Einzelbehandlung bei Belastung durch räumliche Nähe wird für das emotionale Austarieren durch eine professionelle und adäquate innere Distanz plädiert (Stangl, 2015).

Um schon während der Ausbildung entsprechende Coping-Strategien für den Umgang mit der ggf. belastenden Nähe und Distanz Situation zum Patienten/zur Patientin vermittelt zu bekommen wird in den Pflegeberufen zunehmend das Thema Salutogenese, Kohärenzgefühl und Coping-Strategien curricular aufgenommen (Riece, 2005).

Je höher die Studienteilnehmer/innen das Empfinden der kulturelle Nähe zum Patient/der Patientin einschätzten desto höher ausgeprägt zeigte sich deren SOC Score. Dieses Ergebnis deckt sich mit der Empfehlung in der physiotherapeutischen Behandlung ein kulturelles Verständnis, das eine kulturelle Nähe beinhalten kann, für den Patienten/die Patientin zu entwickeln, da es einen wesentlichen

Einfluss auf die therapeutische Haltung und somit auf die Coping-Strategien des Physiotherapeuten/der Physiotherapeutin gegenüber dem Patienten/der Patientin haben kann (Hüter-Becker, 2004).

In den Pflegeberufen gibt es bereits den Begriff der kultursensiblen Nähe. Es beschreibt die Fähigkeit, kulturelle Nähe gegenüber Fremden zu empfinden um mit Menschen aus unterschiedlichsten Kulturen in Beziehung treten (interagieren) zu können. Dabei sollen sich alle Beteiligten menschlich akzeptiert fühlen damit das Resultat der Begegnung beidseitig positiv bewertet wird (Kultursensible-Pflege, 2015).

Das Ergebnis tendiert auch zu der Empfehlung der Berufsangehörigen der Ärzteschaft. Diese sollten im Hinblick auf die Migrationsentwicklung in Deutschland ein kulturelles Verständnis entwickeln, da je nach kultureller Herkunft die Definition von Krankheit und Kranksein sehr von Vorstellungen des behandelnden Arztes/der behandelnden Ärztin divergieren kann (Kochen, 2006). Je größer die Unterschiede der interagierenden Kulturen (Heimat- und Gastlandkultur) sind, desto unterschiedlicher können auch die Bewältigungsstrategien (Coping-Strategien) sein (Kochen, 2006).

Auch auf Ebene der Privatinitiative wird das Thema gegenseitiges Verstehen durch kulturelle Nähe gefördert. So hat der Verein „Deutschland – Land der Ideen e. V." die Initiative „Weltreise durchs Wohnzimmer" gestartet. Dabei laden in Deutschland lebende Migranten bis zu zehn „Reisende" zu sich in ihr Wohnzimmer ein und erzählen von Ihrer Heimat. Das Wohnzimmer quasi zur Enklave. Jeder Besucher/ jede Besucherin erhält pro Besuch einen Stempel in seinen/ihren „Weltreisepass". Ziel ist das gegenseitige Fördern des gegenseitigen Verständnisses (Deutschland–Land-der-Ideen, 2016).

Somit könnte für Physiotherapeut/innen, auch bei möglicher fehlender kultureller Nähe, zumindest ein persönliches Bemühen aber auch ein fordern gegenüber dem Patienten/der Patientin, zum gegenseitigen Verständnis der fremden Kultur durchaus eine Coping-Strategie sein.

Bei der folgenden Diskussion der Subskalen werden nur noch die Aspekte besprochen die noch nicht in der Diskussion der SOC-Gesamtskala dargestellt wurden. Die Skalen Verstehbarkeit und Handhabbarkeit haben ähnliche Prädiktoren wie der Gesamt-SOC,

Bei der Subskala Verstehbarkeit zeigten Physiotherapeut/innen, ohne Vorberuf, in einer Partnerschaft mit Kind lebend und einer Empfindung von niedriger Belastung und hoher Räumlicher Distanz eher hohe Werte der Skala Verstehbarkeit. Lediglich das Geschlecht und die kulturelle Nähe haben keinen Zusammenhang mit der Subskala Verstehbarkeit.

Dieses Ergebnis entspricht dem Konzept der Salutogenese, bei dem ausschließlich von Menschen, ohne auf das Geschlecht Bezug zu nehmen, gesprochen wird (Antonovsky, 1979). Bei der Vorhersage der Subskala Verstehbarkeit ist das Geschlecht kein signifikanter Prädiktor, obwohl die Initialbeobachtung Antonovskys zur Begründung der Salutogenese auf den Holocaust-Erlebnissen von Frauen beruht (Antonovsky, 1979).

Für höhere Werte in der Subskala Handhabbarkeit haben das Geschlecht (Frauen), Personen mit Vorberuf, und eher alleinlebend Vorhersagekraft. Hinzu kommt, dass je höher die Belastung und je geringer die räumliche Distanz wahrgenommen wird, desto höher die Handhabbarkeit ausgeprägt ist.

Da die Handhabbarkeit ein kognitiv-emotionales Verarbeitungsmuster ist (Bengel, et al., 2001) ist es naheliegend das der Genderunterschied in Richtung Frauen dominiert, da diese über eine ausgeprägter Fähigkeit zur emotionalen Einschätzung von Situationen und Menschen verfügen (Rodriguez, 2016).

Es zeigt sich auch, dass Personen mit einem Vorberuf über einen breiteren Erfahrungspool verfügen (Knecht, 2014) und dadurch eher Antonovsky Annahme entsprechen, das Menschen mit einer hohen Ausprägung der Handhabbarkeit daran glauben, dass sie auch unerwartete Dinge bewältigen können (Antonovsky, 1989).

Bei der Subskala Sinnhaftigkeit zeigen Frauen einen höheren Skalen-Wert. Zudem Personen bei denen die kulturelle Nähe und die Antipathie stärker, jedoch die Belastung geringer ausgeprägt sind.

Dieser Subskala wird die wichtigste Bedeutung im Zusammenhang mit der Ausprägung des Kohärenzgefühls zugeordnet (Antonovsky, 1989). In der Situation (oder Tätigkeit) eine Sinnhaftigkeit zu sehen und trotz Widrigkeiten sich verpflichtet zu fühlen und bereit zu sein entsprechende Energie aufzubringen ist Teil der Sinnhaftigkeit (Antonovsky, 1989).

Vor allem die Sinnhaftigkeit der beruflichen Tätigkeit wird als wichtiger Grund für die eine berufliche Zufriedenheit und der damit verbundenen Belastbarkeit ermittelt. Dies bestätigt eine Studie mit über 400 Fakultätsmitgliedern von 36 US-Hochschulen. Das Ergebnis zeigte, dass diejenigen die ihren Beruf als Berufung sahen (Sinnhaftigkeit), glücklicher und zufriedener mit sich und ihrem Leben waren (Gazica & Spector, 2016).

Bezüglich der Arbeitszufriedenheit von Physiotherapeut/innen zeigte eine Studie, dass 90% der Beteiligten trotz vielschichtiger Belastungen mit ihrer Arbeit insgesamt zufrieden sind (Nienhaus, 2015). Auch schätzten die Mehrheit der Physiotherapeut/innen einer Studie zufolge ihre Arbeitsfähigkeit trotz der hohen beruflichen psychischen Belastung als gut ein (Nienhaus, 2015).

11.4 Kritische Selbstreflexion

Der selbsterstelle Fragebogen zur Erfassung der psychischen Belastung, der emotionalen, räumlichen und kulturellen Nähe und Distanz resultierte aus Vignetten, die in Focusgruppen gewonnen wurden. Einige Vignetten entsprachen in Trennschärfe und Konsistenzkoeffizienten nicht ganz den testtheoretischen Vorgaben für einen Fragebogen, Da es sich um eine Pilotentwicklung handelt und nur Gruppenvergleiche angestellt wurden, wurden alle Vignetten im Test belassen. Unter Umständen würden andere oder zusätzliche Situationen/Vignetten zur Verbesserung der Test-Kennwerte beitragen. Die Validität ist durch die Art der Gewinnung der Vignetten durch Physiotherapeut/innen mit Erfahrung in der Einzeltherapie gegeben.

Die Frage nach dem beruflichen Schwerpunkt hätte besser formuliert werden können, um Missverständnisse mit einer fachlichen Spezialisierung zu vermeiden.

Bei der Erfassung der Arbeitsstunden pro Woche wären es günstiger gewesen nach der Anzahl der Stunden zu fragen als sie in Blöcken zu erfassen. Die Werte wurden aber in Arbeitsstunden umgerechnet.

Bei der Durchführung der Studie hätte möglicherweise parallel zu den händisch ausgefüllten Fragebögen, die Bereitstellung einer Online Teilnahme die Gesamtteilnehmer/innenzahl noch deutlich erhöht.

12 Ausblick

Die Studie zeigte neben den Genderunterschieden, dass es durchaus beinflussbare Faktoren gibt die mit einem hohen Kohärenzgefühl einhergehen. So sind die Lebensform, die überlegte und entschlossene Erstberufswahl, der Umgang mit der räumlichen Distanz während der Behandlung, eine gering empfundene psychische Belastung und eine empathische interkulturelle Grundhaltung bei Physiotherapeut/innen als Ansätze zur Verbesserung des persönlichen Kohärenzgefühls anzusehen. Diese Faktoren könnten zumindest teilweise von den Physiotherapeut/innen aber auch von Seiten des Arbeitgebers berücksichtigt bzw. entwickelt werden.

Es wäre wünschenswert die Studie auch mit Physiotherapeut/innen anderer Länder durchzuführen um interkulturelle Vergleiche anstellen zu können.

Es zeigte sich im Verlauf der Studie, dass es sehr wenig wissenschaftliche Literatur zu dem Forschungsthema gab. Es musste oftmals Vergleichsliteratur fachverwandter Disziplinen wie der Krankenpflege oder der Schulmedizin verwendet werden. Es wäre wünschenswert und zur Etablierung der Physiotherapie als wissenschaftliche Disziplin notwendig, zukünftig auf vermehrt physiotherapeutische Primärliteratur zu dem Themenkreis der vorliegenden Studie zurückgreifen zu können. Dies erfordert wissenschaftliche physiotherapeutische Studien.

Auch in Hinsicht der Genderforschung sollte weiter geforscht werden, welche möglichen Unterschiede der Wahrnehmung und der Bewältigung von beruflichen Belastungen in der Physiotherapie bestmögliche Lösungsansätze bieten können.

13 Literaturverzeichnis

- Abel-Koch, J., 2014. *https://www.kfw.de Gründerinnen holen auf – Selbstständigkeit als Weg in die Erwerbstätigkeit.* [Online] Available at: https://www.kfw.de/PDF/Download-Center/Konzernthemen/Research/PDF-Dokumente-Fokus-Volkswirtschaft/Fokus-Nr.-71-September-2014.pdf [Zugriff am 07 08 2016].
- Aiello, J. & Jones, S., 1971. Field study of proxamic behaviour of young children in three subcultural groups. *Journal of Personality ans Social Psychology,* Issue 19, pp. 351-356.
- Akademicum, 2016. *www. Akademicum.de.* [Online] Available at: http://www.academicum.de/psychologische-praxis/therapie-coaching/ [Zugriff am 17 01 2016].
- Alten, A., 2012. Auch bei Physiotherapeuten sind die goldenen Zeiten vorbei. *Ärzte-Zeitung,* Issue 02-12, p. 3.
- Anon., kein Datum s.l.:s.n.
- Antonovsky, A., 1979. *Health, Stress and Coping. New perspectives on mental physical well-being.* San-Fransisco: Jossey-Bass Puplishers.
- Antonovsky, A., 1987. *Unraveling The Mystery of Health. How People Manage Stress and Stay Well.* San-Francisco: Jossey-Bass Puplishers.
- Antonovsky, A., 1989. *Die salutogenetische Perspektive: Zu einer neuen Sicht von Gesundheit und Krankheit.* Bad Münder: Medcus, S.53.
- Antonovsky, A., 1991. *Meine Odyssee als Stressforscher.* Jahresbericht für kritische Medizin Hrsg. Hamburg: Argumet, S.112 - 130.
- Antonovsky, A., 1993. *The Structure and Properties of the Sense of Coherence Scale.* S. 725-733: Social Science & Medicine 37.
- Antonovsky, A., 1997. *Salutogenese. Zur Entmystifizierung der Gesundheit. Deutsche Übersetzung von Alexa Franke.* Tübingen: DGVT S.92.

- Arbeitsagentur-Statistik, 2015. *https://www.statistik.arbeitsagentur.de.* [Online]
  Available at: https://statistik.arbeitsagentur.de/Navigation/Statistik/Statistik-nach-Themen/Beschaeftigung/Beschaeftigung-Nav.html
  [Zugriff am 02 08 2016].
- Aron, A., Aron, E. & Smollan, D., 1992. Inclusion of Other in the Self Scale and the structure of interpersonal closeness. *Inclusion of OtheJournal Of Personality And Social Psychology*, 63(4), pp. 596-612.
- Backes, M., Amrhein, L. & Wolfinger, M., 2008. *Gender in der Pflege: Herausforderung für die Politik.* Bonn: Friedrich Ebert Stiftung.
- Bährle, R., 2011. *Praxisrecht für Therapeuten A-Z.* Berlin-Heidelberg: Springer, S. 101.
- Baitinger, O., 2016. *Der gelungene Einstieg in die Pflegepraxis.* Hannover: Schlüttersche.
- Balke, J., 2012. *Salutogenese genderspezifisch betrachtet : Inwieweit trägt der Sense of Coherence zur Männergesundheit bei?.* Halle: Leipzig-Institut für Sozialwissenschaften.
- Bartsch, A. & Bengel, J., 1997. *Salutogenese in der Onkologie.* Basel: Karger.
- Barzel, A., Ketels, G., Schön, G. & Haevernick, K., 2011. *Erste deutschlandweite Befragung von Physio- und Ergotherapeuten zur Berufssituation - Teil 1: Profil der Teilnehmer (Basisdaten).* Stuttgart: Physioscience, 7(2). S.55-62.
- Bauer, J., 2006. *Warum fühle ich was Du fühlst. Interaktive Kommunikation und das Geheimnis der Spiegelneurone.* 8.Auflage Hrsg. München: Heyne.
- Bayer, D., 2002. *Bröschüre sexuelle Belästigung.* Ulm: Stadt Ulm.
- Beicht, U. & Walden, G., 2014. *www.bibb.de, Berufswahl junger Frauen und Männer.* [Online]
  Available at: https://www.bibb.de/bibbreport-4-2014
  [Zugriff am 22 08 2016].
- Bengel, J., Strittmatter, R. & Willmann, H., 2001. *Was erhält Menschen Gesund. Anotonovskys Modell der Salutogenese. Diskussionsstand und Stellenwert.* Köln: Bundeszentrale für Gesundheitsaufklärung.

- Benz, T., Aeschlimann, A & Angst, F., 2015. *Salutogenetische Konzepte bei der Rehabilitation von Arthrose. Zeitschrift für Rheumatologie.* Stuttart: Springer, S. 597-602.
- Berufsgenossenschaft, 2015. *Gefahrtarife.* [Online] Available at: http://www.bgw-online.de/DE/Leistungen-Beitrag/Beitrag/Gefahrtarif/Gefahrtarif_node.html [Zugriff am 15 9 2015].
- Berufsunfähigkeitsversicherung-test, 2016. *www.berufsunfähigkeitsversicherung-test.de.* [Online] Available at: http://berufsunfähigkeitsversicherung-test.de/berufsgruppen/physiotherapeut
- Biendarra, I. & Weeren, M., 2009. *Gesundheit-Gesundheiten.* Wiesbaden: Dieh l& Co.
- Bierstedt, C., 2008. *Die emotionale Beziehung zwischen Patient und Therapeut in der Physiotherapie.* Seggau: Interuniversitären Kolleg für Gesundheit und Entwicklung.
- Bildungsforschung, 2013. *isb.bayern.de.* [Online] Available at: http//www.isb.bayern.de/berufsfachschule/lehrplan/berufsfachschule/lehr plan-lehrplanrichtlinie/gesundheit/820 [Zugriff am 4 5 2015].
- Binder, A., 2005. *Kohärenzempfinden bei diplomierten PhysiotherapeutInnen in der Steiermark, differenziert nach der Art der Berufsausübung und dem Arbeitspensum.* Seggau: Nicht veröffentlichte Masterarbeit am Interuniversitären Kolleg Graz/Schloss Seggau,S.26..
- Borgers, D., 1981. *Primärprävention von Volkskrankheiten. Biotechnischer Eingriff und soziale Prävention. Prä-vention: Gesundheit und Politik.* Berlin: Argument, S. 27-51.
- Bortz, 2005. *Statistik für Human- und Sozialwissenschaftler.* 6 Hrsg. Heidelberg: Springer.
- Boxberg, 2014. *First Acsess, www.ash-berlin.de.* [Online] Available at: http://www.ash-berlin.eu/fileadmin/user_upload/pdfs/Infothek/Veranstaltungen/tagung_di rektzugang/Vortrag_Dr._Boxberg.pdf [Zugriff am 01 02 2016].

- Brehm, W., 1981. *Psychological Reactance. A Theory of Freedom and Control.* New York: Academic Press.
- Bremer, C., 2006. *Sympathie oder Antipathie - So nehmen Sie Ihre Patienten wahr, www.iww.de.* [Online]
  Available at: http://www.iww.de/pp/archiv/kommunikationspsychologie-sympathie-oder-antipathie--so-nehmen-sie-ihre-patienten-positiv-wahr-f33046
  [Zugriff am 15 06 2015].
- Buch, K., 2005. *Burn-out Kriesen bei Ärzten - ein vernachlässigtes Problem?.* Bad Kissingen, Parkklinik.
- Bundesamt, S., 2013. *destatis.* [Online]
  Available at:
  http://www.destatis.de/DE/Puplikation/Thematisch/Gesundheit/Gesundheitspersonal/Personal.html
  [Zugriff am 14 01 2016].
- Bundesgesetzblattanzeiger, 2016. *www.bgbl.de, Bundesgesetzblattanzeiger.* [Online]
  Available at:
  http://www.bgbl.de/xaver/bgbl/start.xav?start=%2F%2F*%5B%40attr_id%3D%27bgbl157026.pdf%27%5D#__bgbl__%2F%2F*%5B%40attr_id%3D%27bgbl157026.pdf%27%5D__1463329476894
  [Zugriff am 17 02 2016].
- Bundesministerium für Familie-1, F. S. J., 2015. *www.bmfsfj.de Balance von Distanz und Nähe.* [Online]
  Available at: http://www.bmfsfj.de/doku/Publikationen/spfh/6-Organisation-und-finanzierung/6-4-Supervision/6-4-2-balance-von-distanz-und-naehe.html
  [Zugriff am 25 03 2016].
- Bundesministerium für Familie-2, F. S. J., 2013. *www.bmfsfj.de Genderreport.* [Online]
  Available at: http://www.bmfsfj.de/doku/Publikationen/genderreport/2-Erwerbstaetigkeit-arbeitsmarktintegration-von-frauen-und-maenner/2-4-erwerbsbeteiligung-nach-altersgruppen.html
  [Zugriff am 1 8 2016].

- Bundesregierung, 2014. *https://www.bundesregierung.de/Content/DE/PeriodischerBericht/Runww w.bundesregierung.de Frauen in dualen Berufsausbildungen.* [Online] Available at: https://www.bundesregierung.de/Content/DE/PeriodischerBericht/Rundbr iefAusbildung/2011/05/2011-05-06-frauen-in-dualen-berufsausbildung-unterrepraesentiert.html [Zugriff am 02 08 2916].

- Bußmann, S., 2015. *Fachkräfteengpässe in Unternehmen: Geschlechterunterschiede in Engpassberufen.* Köln: Institut der deutschen Wirtschaft.

- Cloos, P. & Thole, W., 2006. *Ethnografische Zugänge. Professons- und adressatInnenbezogene Forschung im Kontext von Pädagogik.* Wiesbaden: VS.

- Darwin, C., 1872. *The Expression of Emotins in Man an Animals.* London: John Murray.

- Dehn-Hindenburg, A., 2010. *Gesundheitskommunikation im Therapieprozess.* Idstein: Schulz-Kirchner.

- Destatis-1, 2015. *www.destatis.de.* [Online] Available at: https://www.destatis.de/DE/Publikationen/Thematisch/Gesundheit/Gesun dheitspersonal/PersonalPDF_2120731.pdf?__blob=publicationFile [Zugriff am 28 07 2016].

- Destatis-2, 2014. *https://www.destatis.de Frauenanteile Akademische Laufbahn.* [Online] Available at: https://www.destatis.de/DE/ZahlenFakten/GesellschaftStaat/BildungForsc hungKultur/Hochschulen/Tabellen/FrauenanteileAkademischeLaufbahn.h tml [Zugriff am 01 08 2016].

- Destatis-4, 2015. *https://www.destatis.de/ Alter der Mutter.* [Online] Available at: https://www.destatis.de/DE/ZahlenFakten/GesellschaftStaat/Bevoelkerun g/Geburten/Tabellen/GeburtenMutterBiologischesAlter.html [Zugriff am 12 7 2016].

- Deutscher-Bundestag, 2011. *www.bundestag.de.* [Online]
  Available at:
  https://www.bundestag.de/dokumente/textarchiv/2011/33831649_kw12_d
  e_wehrdienst/204958
  [Zugriff am 30 08 2016].
- Deutsche-Rentenversicherung-Bund, 2005. *Handbuch Reha- und Versorgungseinrichtungen.* Berlin: DRV.
- Deutschland–Land-der-Ideen, 2016. *www.land-der-ideen.de Weltreise durchs Wohnzimmer.* [Online]
  Available at: https://www.land-der-ideen.de/ausgezeichnete-orte/preistraeger/weltreise-durch-wohnzimmer-projekt-zur-v-lkerverst-ndigung
  [Zugriff am 3 9 2016].
- Diploma, 2015. *Fernstudium Medizinalfachberufe - MAster of Arts, www.diploma.de.* [Online]
  Available at: http://diploma.de/masterstudium-medizinalfachberufe
  [Zugriff am 15 09 2015].
- Donner, C., 2014. *www.existenzgründer.de.* [Online]
  Available at: http://www.existenzgruender.de/SharedDocs/BMWi-Expertenforum/Gruendungsplanung/Wohnraum-gewerbliche-Nutzung/Privat-Physiotherapiepraxis-in-Wohnhaus-einrichten-Voraussetzungen.html
  [Zugriff am 08 03 2016].
- Dörr, M. & Müller, B., 2012. *Nähe und Distanz. Ein Spannungsfeld pädagogischer Professionalität.* Dritte Auflage. Hrsg. Weinheim-Basel: Juventa.
- Duden, 2015. *www. duden.de.* [Online]
  Available at: http://www.duden.de/rechtschreibung/Pathogenese
  [Zugriff am 11 12 2015].
- Duppel, S., 2005. *Nähe und Distanz als gesellschaftliche Grundlegung in der ambulanten Pflege.* Hannover: Schuttlersche.
- Eibl-Eibesfeldt, I., 1796. *Menschenforschung auf neuen Wegen: Die naturwissenschaftliche Betrachtung kultureller Verhaltensweisen.* Wien: Molden.

118

- Eichhorn, M., 2009. *Gewaltprävention in der Arztpraxis.* Köln: Deutscher Ärzteverlag.
- Engel, G., 1977. The need for a new medical model: a challange for biomedicine. *Science,* PMID 847460 196, pp. 129-136.
- Eriksson, M. & Lindström, B., 2006. Antonovsky's sense of coherence scale and the relation with health: a systemativ review. *Journal of Epidemiology and Community Health,* Issue 60, pp. 376 - 381.
- Esch, T., 2015. *www.spektrum.de Viele Ärzte und Therapeuten verzweifeln am Unglück anderer.* [Online] Available at: http://www.spektrum.de/news/viele-aerzte-und-therapeuten-verzweifeln-am-unglueck-anderer/1389591 [Zugriff am 18 04 2016].
- Fachhochschule, 2015. *www.fh-rosenheim.de.* [Online] Available at: http://www.fh-rosenheim.de/gesundheit/physiotherapie-bachelor/studieninhalte-ablauf/ [Zugriff am 14 09 2015].
- Fäh, M., 2004. *Psychtherapie und Salutogenese. Überlegungen zum theoretischen und praxeologischem Brückenschlag.* Wien: Springer. S.4.
- Faltermaier, T., Mayring, P., Saup, W. & Strehmel, P., 2014. *Entwicklungspsychologie des Erwachsenenalters.* 3. Auflage Hrsg. Stuttgart: Kohlhammer.
- Forgas, M., 1999. *Soziale Interaktion und Kommunikation. Eine Einführung in die Sozialpsychologie.* Weinheim: Betz, S. 227-229.
- Franke, A., 1997. *Zum Stand der konzeptionellen und empirischen Entwicklung der Salutogenese.* Tübingen: DGVT. S. 169-190.
- Galert, J., 2007. *Die Bedeutung der Salutogenese bei chronischen Rückenschmerzen.* München: Grin.
- Gampe, B., Kesseler, R. & Bartsch, H., 2006. *Physiotherapie als komplementäres Behandlungsverfahren: Indikationsspektrum.* Köln: Deutscher Ärzteverlag. S. 48.

- Gazica, M. & Spector, P., 2016. *www.handelsblatt.com Zufriedenheit im Job. Was sinnvolle Arbeit ausmacht.* [Online]
  Available at: http://www.handelsblatt.com/unternehmen/beruf-und-buero/buero-special/zufriedenheit-im-job-was-sinnvolle-arbeit-ausmacht/13845090.html
  [Zugriff am 7 9 2016].
- Geisler, L., 1992. *Arzt und Patient - Begegnung im Gespräch.* 3. Auflage Hrsg. Frankfurt: Pharma.
- Girbig, M., Deckert, D., Nienhaus, A. & Seidler, I., 2013. Berufsgefahren in der Physiotherapie. *Physioscience*, 9, pp. 66-77.
- Goethe, J.-W., 1814. *West-östlicher Divan.* Berlin: Holzinger.
- Greenfield, P., Keller, H., Fuligni, A. & Maynard, A., 2003. *Cultural pathways trough universal development,* Carlifornia: University of California: 54:461–90.
- Grobe, T., 2013. *Gesundheitsreport 2013.* Hamburg: Techniker Kranken Kasse.
- Grosch, M., 2015. *physiotherapeuten.de: Der Vergütungscheck.* [Online]
  Available at: https://physiotherapeuten.de/der-verguetungscheck-therapieberufe-im-vergleich/
  [Zugriff am 06 03 2016].
- Haggenmiller, F., 2015. *Ausbildungsreport 2014,* Berlin: Deutsche Gewerkschaftsbund.
- Haggenmiller, F., 2015. *Ausbildungsreport 2015.* Berlin: DGB, Berlin.
- Hall, E., 1966. *The hidden dimension.* New York: Garden City, N.Y. Gardenday.
- Hall, E., 1976. *Die Sprache des Raums.* Düsseldorf: Pädagogischer Verlag Schwann.
- Haufe, 2013. *www.haufe.de Sexuelle Belästigung. Pflegekräfte häufig davon betroffen.* [Online]
  Available at: https://www.haufe.de/arbeitsschutz/gesundheit-umwelt/pflegekraefte-haeufig-von-sexueller-belaestigung-betroffen_94_164174.html
  [Zugriff am 19 9 2016].
- Hayduck, 1983. Personal space: where we now stand. *Psychological Bulletin,* Psychological Bulletin, 94, 293 335, Issue 94, pp. 293 - 335.

- Hediger, H., 1934. Zur Biologie und Psychologie der FLucht bei Tieren. *Biologisches Zentralblatt Schweiz,* Issue 34, pp. 21-40.
- Heilmittelkatalog, 2011. *Heilmittelkatalog.* Ludwigsburg: IntelliMed, S.31.
- Hellbrück, J. & Fischer, M., 1999. *Umweltpsychologie: Ein Lehrbuch.* Göttingen: Hogrefe.
- Hoefert, H., 2007. *Führung und Management im Krankenhaus.* 2. Auflage Hrsg. Göttingen: Hogrefe.
- Hoffmann, U., 2012. *Selbstfürsorge für Therapeuten und Berater.* 2. Auflage Hrsg. Weinhein Basel: Beltz.
- Holpert, W., 2016. *www.renteneintrittsalter.net.* [Online] Available at: http://www.renteneintrittsalter.net/ [Zugriff am 05 08 2016].
- Hoos-Leister, H. & Balk, M., 2008. *Gesprächsführung für Physiotherapeuten.* Stuttgart: Thieme.
- Huber, P., 2015. *news.doccheck.com/de Ärztealltag: Der pöbelnde Patient.* [Online] Available at: http://news.doccheck.com/de/100419/aerztealltag-der-poebelnde-patient/ [Zugriff am 17 9 2016].
- Hügler, S., 2013. *Traumberuf zu Albtraumlöhnen.* Stuttgart: physiopraxis, S. 10-14.
- Hummel, T., Kobal, G., Gudziol, H. & Mackay-Sim, A., 2007. Normative data for the „Sniffin' Sticks" including tests of odor identification, odor discrimination, and olfactory thresholds: an upgrade based on a group of more than 3,000 subjects.. *Eur.Arch.Otorhinolaryngol,* 264, pp. 237-243.
- Hurrelmann, K. & Razum, O., 2012. *Handbuch Gesundheitswissenschaften.* 5. Auflage Hrsg. Weinheim: Belz Juventa. S.189.
- Hüter-Becker, A., 2004. *Physiotherapie in der Psychiatrie.* Stuttgart: Thieme.
- Hüter-Becker, A., Betz, U. & Heel, C., 2015. *Physiofachbuch: Das neue Denkmodel in der Physiotherapie Band 1 Bewegungssystem.* Stuttgart: Thime, S. 2-5.

- Hüter-Becker, A. & Dölken, 2004. *Beruf, Recht, wissenschaftliches Arbeiten.* Physiolehrbuch Basis, 1.Auflage. Stuttgart: Thieme Hrsg. Stuttgart: Thieme, S.23-24.

- IFO-Institut, 2014. *Volksbanken: Branchen spezial,* Wiesbaden: Deutscher Genossenschafts-Verlag.

- Innungskrankenkasse, 2007. *Branchenreport,* Dresden: deutsche Innungskrankenkasse.

- Isaksen, J., 2000. Constructing meaning despite the drudgery of repetitive work. *Journal of Humanistic Psychology,* Issue 40 (3), pp. 84-107. .

- Jork, K. & Peseschikian, N., 2003. *Salutogenese und positive Psychologie.* Bern: Huber. S.3.

- Jourard, S., 1966. An exploratory study of body accessibility. *Social and Clinical Psychology,* Issue 5, pp. 221-231.

- Kanzler-Soine, S., 2016. Unter uns, Osetopahtie: teuer und geheimnisvoll?. *Zeitschrift für Physiotherapeuten*, 11 05, p. 22.

- Kassenärztliche-Vereinigung-Bayern, 2015. *Verordnungen, www.kvb.de.* [Online]
  Available at:
  https://www.kvb.de/verordnungen/heilmittel/richtliniengesetze/
  [Zugriff am 04 02 2016].

- Katz, D., 1937. *Animals and men.* New York: Longmanns, Green.

- Kerbs, T., 2002. *Das Arzt-Patienten-Verhältnis. Eine Literaturstudie zu den psychologischen Implikationen eines unterschätzten Beziehungsproblems, Diplomarbeit an der Ludwig-Maximilians-Universität München Fachbereich Psychologie und Pädagogik.* Hamburg: Ludwig-Maximilians-Universität München Fachbereich Psychologie und Pädagogik.

- Knecht, S., 2014. *Erfolgsfaktor Quereinsteiger.* Wiesbaden: Springer.

- Kochen, M., 2006. *Duale Reihe: Allgemeinmedizin und Familienmedizin. Teil A Spezifische Problemfelder in der Allgemeinmedizin /Ausländische Patienten.* 3. Auflage Hrsg. Stuttgart: Thieme.

- Koelega, H., 1994. Sex differences in olfactory sensitivity and the problem of the generality of smell acuity.. *Percept.Mot.Skills*, 78, pp. 203-213.

- Kohlwes, H., 2009. *Ein Beruf für höhere Töchter.* Stuttgart: Thieme, S23-24.
- Korn, F., 2015. *www.kornferry.com New research shows women are better at using soft skills crucial for effective leadership.* [Online] Available at: http://www.kornferry.com/press/new-research-shows-women-are-better-at-using-soft-skills-crucial-for-effective-leadership/ [Zugriff am 3 09 2016].
- Krankenhausgesellschaft, B.-W., 2015. *Mitteilung für Krankenhäuser und Rehaeinrichtungen - Entgelte,* Stuttgart: Baden-Württembergische Krankenhausgesellschaft e.V..
- Kreimer, M., 2009. *Ökonomie der Geschlechterdifferenz. Zur Persistenz von Gender Gaps.* 1.Auflage Hrsg. Wiesbaden: VS Verlag für Sozialwissenschaften / GW Fachverlage.
- Krey, H., 2003. *Ekel ist O.K. Ein Lern und Lehrbuch zum Umgang mit Emotionen in Pflegeausbildung und Pflegealltag.* Hannover: Brigitte Kunz.
- Krohwinkel, M., 2013. *Fördernde Prozesse mit integrierten ABDEls.* Bern: Huber. S.3.
- Kultursensible-Pflege, 2015. *www.kultursensiblepflege.de.* [Online] Available at: http://www.kultursensiblepflege.de/interkulturelle_kompetenz.html [Zugriff am 1 9 2016].
- Kutter, P., 1989. *Moderne Psychoanalyse- Einführung in die Psychologie unbewußter Prozesse.* 7. Auflage Hrsg. München, Wien: Internationale Psychoanalyse.
- Lamprecht, F. & Johnen, R., 1994. *Salutogenese. Ein neues Konzept in der Psychosomatik?.* Frankfurt: VAS.
- Lay, R., 2004. *Ethik in der Pflege. Ein Lehrbuch für Aus-, Fort- und Weiterbildung.* Hannover: Schlüttersche. S 139..
- Lazarus, R., 1974. Psychological stress and coping in adaptation and illness. *International Journal of Psychiatry in Medicine,* 5, p. 321–333.
- Lozo, L., 2010. *Emotionspschologie. Emotionen der Geschlechter ein fühlbarer Unterschied?.* In: Steins, G. Handbuch. Psychologie und Geschlechterforschung. Hrsg. Wiesbaden: Springer.

- Lutz, R., Herbert, M., Iffland, P. & Schneider, J., 1998. *Möglichkeiten der Operationalisierung des Kohärenzgefühls von Antonovsky und deren theoretischen Implikationen.* Berlin: Springer. S. 171-185.
- Marzano, M., 2013. *Philosophie des Körpers.* München: Diederichs.
- Meriaux-Kratochvila, S., 2006. *www.physioaustria.de Physiotherapie zwischen Anspruch und Wirklichkeit.* [Online]
  Available at:
  http://www.physioaustria.at/modules.php?name=Diplomarbeiten&abstract=734#dummy.pdf
  [Zugriff am 16 03 2016].
- Merten, J., 2003. *Einführung in die Emotionspsychologie..* Stuttgart: Kohlhammer.
- Merz, R., 2015. Rote Linien für aufdringliche Patienten. *MMW-Fortschritte in der Medizin*, 157: 32. doi:10.1007/s15006-015-7529-6.
- Metin, M., 2010. *Kultursensible Betreuung von türkischen (muslimischen) Patienten im Krankenhaus und in der ambulanten Versorgung,* Bielefeld: Universität Bielefeld.
- Miller, R., 1986. *Einführung in die ökologische Psychologie.* Wiesbaden: Verlag für Sozialwissenschaften.
- Moser, M., Demirel, E. & Schneider, J., 2013. *www.gulp.de, Berufserfahrung vor Selbstständigkeit.* [Online]
  Available at: https://www.gulp.de/knowledge-base/markt-und-trends/wie-viele-jahre-berufserfahrung-haben-sie-vor-ihrer-selbststaendigkeit-als-festangestellter-gesammelt.html
  [Zugriff am 13 08 2016].
- Mühlacker, K., 2015. *Chirurgie, www.krankenhaus-mühlacker.de.* [Online]
  Available at: http://www.krankenhaus-muehlacker.de/de/kliniken-zentren/fachabteilungen/chirurgie/
  [Zugriff am 01 02 2016].
- Nathan, B., 2001. *Berührung und Gefühl in der manuellen Therapie.* Bern: Huber. S. 14.

- Naturheilpraxis, 2015. *www.heilpraxisnet.de Therapeuten und Ärtze häufig von burnout betroffen.* [Online]
  Available at: http://www.heilpraxisnet.de/naturheilpraxis/therapeuten-und-aerzte-haeufig-von-burnout-betroffen-19897.php
  [Zugriff am 29 05 2016].
- Nelson, K. et al., 2012. In Defense of Parenthood: Children Are Associated With More Joy Than Misery.. *Psychological Science.*, XX(X) 1–8.
- Neubauer, J., 2005. Arbeitszufriedenheit von Physiotherapeuten. *Physioscience* , physioscience 2005; 1(2): 72-80.
- Neubäumer, R., 1999. *Der Ausbildungsstellenmarkt der Bundesrepublik Deutschland_ Eine theoretische und empirische Analyse.* Sozialpolitische Schriften Heft 77 Hrsg. Berlin: Duncker & Humbold.
- Nienhaus, A., 2015. *Risiken und Ressourcen in Gesundheitdienst und Wohlfahrtspflege.* Band 2 Hrsg. Landsberg: ECOMED.
- Noack, H., Bachmann, N. & Olivieri, M., 1991. *Fragebogen zum Kohärenzgefühl. Autorisierte Übersetzung des „Sense of Coherence" von Antonovsky (1987).* Bern: Institut für Sozialmedizin.
- Noack, R., 1997. *Salutogenese: Ein neues Paradigma in der Medizin.* Wien: Faculatas Universitätsverlag. S. 95.
- Oezdem, M., 2008. Schaffen Sie Vertauen bei Ihrem Patienten - achten Sie auch Ihre Körpersprache. *Praxisführung professionell*, 7 12, p. 9.
- Olofsson, J. & Nordin, S., 2004. Gender differences in chemosensory perception and event-related potentials. *Chem.Senses*, 29, pp. 629-637.
- Parsons, T., 1951. *The Social System.* London: Routledge & Kegan. S.431..
- Pasero, U., 1999. *Wahrnehmung und Herstellung von Geschlecht. Perceiving und Perfroming Gender.* Braun, F. (Hrsg.) Hrsg. Wiesbaden: Westdeutscher Verlag.
- Payer, M., 2000. *www.payer.de Kommkulturen.* [Online]
  Available at: http://www.payer.de/kommkulturen/kultur043.htm
  (Abgerufen am 15.04.2012)
  [Zugriff am 3 04 2016].
- Pfister, E., 2011. *Auswirkung der Akademisierung der Physiotherapie in Hinsicht auf die berufliche Tätigkeit.* Stuttgart: IB-Hochschule.

- Physio, 2013. *physio.de: Zulassung.* [Online]
  Available at: https://www.physio.de/zulassung/vdak-rv-a2-02.htm
  [Zugriff am 07 03 2016].
- Physio-Akademie, 2015. *www.physio-akademie.de Drop-Out-Quote.*
  [Online]
  Available at: https://www.physio-akademie.de/forschung-
  wissenschaft/woerterbuch-wissenschaft/woerterbuch/drop-outdrop-out-
  quote/
  [Zugriff am 15 7 2016].
- Physiotherapie, 2015. *Akademisierung der Physiotherapie, www.zvk.org.*
  [Online]
  Available at:
  http://www.zvk.org/s/content.php?area=650&sub=717&det=976
  [Zugriff am 04 09 2015].
- Physio-Verband, 2015. *www.physiotherapie-deutschland.de.* [Online]
  Available at: http://physiotherapie-deutschland.de/fachkreise/news-
  bundesweit/einzelansicht/artikel/IKK-Bundesverband-legt-ersten-
  Branchenreport-vor.html?cHash=a955183bf21686c234cc8bc5bb889ad0
  [Zugriff am 12 01 2016].
- Pötz, H., 2008. Professionelle Distanz nützt Therapeuten und Klienten.
  Ergopraxis, 7-8, pp. 14-18.
- Pötz, H., 2009. Professionelle Distanz nützt Therapeut und Patient.
  Physiopraxis, 7-8, pp. 52-54.
- Praxisteam-professionell, 2009. *www.iww.de Patientenkommunikation.*
  [Online]
  Available at: http://www.iww.de/ppa/archiv/patientenkommunikation-so-
  gehen-sie-optimal-mit-aufdringlichen-und-schamlosen-patienten-um-
  f32481
  [Zugriff am 2 9 2016].
- Reimann, S., 2013. *Befunderhebung: Grundlagen für Physiotherapeuten
  und Masseure.* 4. Auflage Hrsg. München: Urban & Ffischer.
- Renne, B. & Hannestein, P., 2006. *Gesundheitspsychologie.* Stuttgart:
  Springer. S.2-3.
- Riece, V., 2005. *Stress und Coping: Lehrbuch für Pflegepraxis und -
  wissenschaft.* CH-Bern: Huber.

- Riering, B., 2015. *www.deutsche-handwerks-zeitung.de Azubis bleiben ihrem Beru treu.* [Online]
  Available at: http://www.deutsche-handwerks-zeitung.de/azubis-bleiben-ihrem-beruf-treu/150/9447/293528
  [Zugriff am 2 09 2016].
- Rodriguez, T., 2016. *www.huffingtonpost.de Warum Frauen intelligenter als Männer sind.* [Online]
  Available at: http://www.huffingtonpost.de/tina-rodriguez/frauen-intelligent_b_9398556.html
  [Zugriff am 1 9 2016].
- Roeder, B., 2003. *Selbstkonstruktion und interpersonale Distanz.* Berlin: Dissertation an der freien Universität.
- Rüger, U., 2014. *Emotionale Nähe und notwendige Distanz in der psychotherapeutischen Beziehung.* Berlin, psychiatrisch-psychotherapeutisches Mittwochsgespräch.
- Sachsse, U., Schäfer, U. & Rüther, E., 2006. *Borderline-Störungen. Ein Ratgeber für Betroffene und Angehörige.* Göttingen: Vandenhoeck & Ruprecht.
- Salutogenese-Zentrum, 2015. *www.salutogenese-zentrum.de.* [Online]
  Available at: http://www.salutogenese-zentrum.de/cms/main/salkom/basistraining.html
  [Zugriff am 21 9 2015].
- Scheibelhofer, P., 2004. *Männer und Arbeit: Zukunft der Arbeit(slosigkeit).* Berlin, Heinrich-Böll-Stiftung.
- Schell, W., 2015. *www.wernerschell.de Die Aufklaerung von auslaendischen Patienten.* [Online]
  Available at:
  http://www.wernerschell.de/Rechtsalmanach/Selbstbestimmung/die_aufklaerung_von_auslaendischen_patienten.php
  [Zugriff am 18 9 2016].
- Schewior-Popp, S., Sitzmann, F. & Ullrich, L., 2012. *Das Lehrbuch für Pflege in der Ausbildung.* 12. Auflage Hrsg. Stuttgart: Thieme.
- Schleidt, M., Hold, B. & Attili, G., 1981. A cross-cultural study on the attitude towards personal odors. *J.Chem.Ecol.*, 7, pp. 19-31.

127

- Schmid-Rathjens, C. et al., 1997. Über zwiespältige Erfahrungen mit Fragebogen zum Kohärenzsinn nach Antonovsky. *Diagnostica,* 43, Band 43, pp. 327-346.

- Schmied, S., 2016. [Online] Available at: http://physiowissen.de/thema-artikel18-Burnout bei Physiotherapeuten.htlm

- Schneider, C., 2015. Frauen sind emotionaler als Männer und haben dadurch einen entscheidenden Vorteil. *The Huffington Post,* Issue 20/05/2015, p. 5.

- Schneider, K., 2003. Weichen stellen im Erstgespräch. *physiopraxis,* Issue 3-03, pp. 44-45.

- Schüffel, W., Bruck, U., Johnen, R. & Köllner, V., 1998. *Handbuch der Salutogenese, Konzepte und Praxis.* Wiesbaden: Ulstein&Mosby.

- Schumacher, J., Wilz, G., Gunzelmann, T. & Brähler, E., 2000. *Die Sense of Coherence Scale von Antonovsky. Teststatistische Überprüfung in einer repräsen-tativen Bevölkerungsstichprobe und Konstruktion einer Kurzskala.* Stuttgart: Thieme.

- Schumann, A., Hapke, U., Meyer, C. & Rumpf, H.-J., 2003. *Measuring sense of coherence with only three items: A useful tool for population surveys.* Vol. 8; S. 409 – 421. Hrsg. GB-Chichester: British Journal of Health Psychology .

- Schupp, J. & Wolf, C., 2015. *Nonresponse Bias: Qualitätssicherung sozialwissenschaftlicher Umfragen.* Stuttgart: Springer.

- Ship, J. et al., 1996. Longitudinal changes in smell identification.. *Biol.Science&.Med.Science*, 51, pp. 86-91.

- Simon, M., 2012. *Beschäftigte und Beschäftigungsstrukturen in Pflegeberufen,* Hannover: Deutsche Pflegerat.

- Singer, S. & Brähler, D., 2007. *Die »Sense of Coherence Scale«: Testhandbuch zur deutschen Version.* Göttingen: Vandenhoeck & Ruprecht, S.25.

- Sonnenmoser, M., 2010. Patientenrecherche: Der gläserne Psychotherapeut. *Deutsche Ärtzeblatt*, Juni, p. 264.

- Spiegel-online, 2013. *www.spiegel.de.* [Online]
  Available at: http://www.spiegel.de/politik/deutschland/statistisches-bundesamt-immer-mehr-frauen-bleiben-kinderlos-a-932324.html
  [Zugriff am 30 08 2016].
- Stangl, W., 2015. *www. arbeitsblätter.stangl-taller.at Kommunikation-Distanz..* [Online]
  Available at: http://arbeitsblaetter.stangl-taller.at/KOMMUNIKATION/Kommunikation-Distanz.shtml
  [Zugriff am 10 05 2016].
- Statista, 2016. *http://de.statista.com, Zur Anzahl der Singles nach Alter.* [Online]
  Available at:
  http://de.statista.com/statistik/daten/studie/286794/umfrage/umfrage-in-deutschland-zur-anzahl-der-singles-nach-alter/
  [Zugriff am 2 8 2016].
- Statistica, 2015. *www.statista.com Anzahl der Alleinerziehenden in Deutschland nach Geschlecht von 2000 bis 2014.* [Online]
  Available at:
  http://de.statista.com/statistik/daten/studie/318160/umfrage/alleinerziehende-in-deutschland-nach-geschlecht/
  [Zugriff am 30 07 2016].
- Statistisches-Bundesamt, 2016. *www.destatis.de.* [Online]
  Available at:
  https://www.destatis.de/DE/Publikationen/Thematisch/Gesundheit/Gesundheitspersonal/PersonalPDF_21207
  [Zugriff am 02 08 2016].
- Steinecke, U., 2009. *60 Jahre ZVK, Chronik.* München: Pflaum, S.3-63.
- Techniker-Krankenkasse, 2015. *www.tk.de.* [Online]
  Available at: https://www.tk.de/tk/broschueren-und-mehr/studien-und-auswertungen/gesundheitsreport-2014/644780
  [Zugriff am 13 01 2016].
- Tohmann, C. & Schulz von Thun, F., 2006. *Miteinander reden: Praxis.* Reinbeck: Rowohlt.
- Tremmel, M., 2010. *Gesundheit und Gesundheitsförderung aus sozialpastoraler Förderung.* Münster: Lit, S.42.

- Tripp, E., 2002. *www.schule-fuer-shiatsu.de.* [Online]
  Available at: http://www.schule-fuer-shiatsu.de/pdf/E.Tripp_Shiatsu_Psychoth.1.pdf
  [Zugriff am 31 05 2016].
- Völker, C., 2010. *Physiotherapie: Herausforderung im therapeutischen Alltag.* Berlin: Cornelson, S.25-33.
- Waller, H., 2006. *Gesundheitswissenschaft. Eine Einführung in Grundlagen und Praxis.* 4. überarbeitete und erweiterte Auflage Hrsg. Stuttgart: Kohlhammer.
- Walterbacher, H., 2015. *Heilmittelbericht 2015.* Berlin: Wissenschaftliches Institut der AOK.
- Watson, M., 1970. *Proxemic Behaviour: A cross-cultural study.* Paris: The Hague.
- Weller, D., 2006. *Ich verstehe Sie!: Verständigung in Praxis, Klinik und Pflege.* Filderstadt: Weinmann.
- Wiesner, R., 2008. *Maitland.* Stuttgart: Thieme.
- Wilde, A., 2013. *Wirklich alles über Männer.* Berlin: Aufbau.
- Wippemann, C., 2011. *http://www.bmfsfj.de.* [Online]
  Available at: http://www.bmfsfj.de/RedaktionBMFSFJ/Broschuerenstelle/Pdf-Anlagen/Zeit-f_C3_BCr-Wiedereinstieg-Potenziale-und-Perspektiven,property=pdf,bereich=bmfsfj,sprache=de,rwb=true.pdf
  [Zugriff am 01 08 2016].
- Wirtschaftslexikon, 2016. *Wirtschaftslexikon: case-mix-index.* [Online]
  Available at: http://www.wirtschaftslexikon.co/d/case-mix-index/case-mix-index.htm
  [Zugriff am 07 03 2016].
- Wirtschafts-Sozialwissenschaftliches-Institut, 2015. *Gender News: Große Unterschiede in den Arbeitszeiten von Frauen und Männern.* Düsseldorf: Hans-Böcker-Stiftung.

- Wissenschaftsrat, 2014. *Akademisierung der Gesundheitsberufe.www.aerzteblatt.de.* [Online] Available at: http://www.aerzteblatt.de/nachrichten/50900/Wissenschaftsrat-empfiehlt-Akademisierung-der-Gesundheitsberufe [Zugriff am 04 09 2015].

- World-Happiness-Report, 2014. *www.focus.de Familiea Abeit Glaube: Was uns wirklich gluecklich macht.* [Online] Available at: http://www.focus.de/gesundheit/ratgeber/psychologie/gesundepsyche/familie-arbeit-glaube-was-uns-wirklich-gluecklich-macht_id_3902515.html [Zugriff am 1 9 2016].

- yaacool-physiotherapie, 2011. *www.yaacool-physiotherapie.de.* [Online] Available at: http://www.yaacool-physiotherapie.de/index.php?id=dorn-therapie-mit-daumendruck-gegen-hexenschuss-und-rueckenschmerzen [Zugriff am 2 06 2016].

- Yousem, D. et al., 1999. Gender effects on odor-stimulated functional magnetic resonance imaging. *Brain Res.*, 818, pp. 480-487.

- Zander, F., 2016. *www.drsatow.de Die Auswirkung des Kohärenzgefühls auf das Stressempfinden bei Studierenden - Coping als Moderatorvariable.* [Online] Available at: http://www.drsatow.de/tests/2016_Kohaerenz_Stress_bei_Studierenden_Zander.pdf [Zugriff am 6 9 2016].

- Zellerhoff, C., 2001. *Geschlechtsbezogene Produktpositionierung (Dissertation).* Berlin: Technische Universität.

- Zimbardo, P. & Gerrig, R., 1999. *Psycholgie..* 7. Auflage Hrsg. Leipzig: Springer.

14 Tabellen/Abbildungen

14.1 Tabellen

14.2 Abbildungen

15 Anhang

15.1 Messinstrumente

15.1.1 SOC-29

- Für die folgenden 29 Fragen gibt es jeweils 7 mögliche Antworten. Bitte kreuzen Sie jeweils die Zahl an, die Ihre Antwort ausdrückt.
- Geben Sie auf jede Frage genau eine Antwort, lassen Sie keine Frage aus.

1. Wenn Sie mit anderen sprechen, haben Sie das Gefühl, dass diese Sie nicht verstehen?

Habe nie dieses Gefühl ☐1 ☐2 ☐3 ☐4 ☐5 ☐6 ☐7 habe immer dieses Gefühl

2. Wenn Sie in der Vergangenheit etwas machen mussten, das von der Zusammenarbeit mit anderen abhing, hatten Sie das Gefühl, dass die Sache

keinesfalls erledigt werden würde ☐1 ☐2 ☐3 ☐4 ☐5 ☐6 ☐7 sicher erledigt werden würde.

3. Abgesehen von denjenigen, denen Sie sich am nächsten fühlen - wie gut kennen Sie die meisten Menschen, mit denen Sie täglich zu tun haben?

Sie sind Ihnen völlig fremd ☐1 ☐2 ☐3 ☐4 ☐5 ☐6 ☐7 Sie kennen sie sehr gut.

4. Haben Sie das Gefühl, dass es Ihnen ziemlich gleichgültig ist, was um Sie herum passiert?

Äußerst selten oder nie ☐1 ☐2 ☐3 ☐4 ☐5 ☐6 ☐7 sehr oft

5. Waren Sie schon überrascht von Menschen, von denen Sie glaubten, die Sie gut zu kennen glaubten?

Das ist nie passiert ☐1 ☐2 ☐3 ☐4 ☐5 ☐6 ☐7 das kommt immer wieder vor.

6. Haben Menschen, auf die Sie gezählt haben, Sie enttäuscht?

Das ist nie passiert ⬚1⬚ ⬚2⬚ ⬚3⬚ ⬚4⬚ ⬚5⬚ ⬚6⬚ ⬚7⬚ das kommt immer wieder vor

7. Das Leben ist

ausgesprochen interessant ⬚1⬚ ⬚2⬚ ⬚3⬚ ⬚4⬚ ⬚5⬚ ⬚6⬚ ⬚7⬚ reine Routine.

8. Bis jetzt hatte Ihr Leben

überhaupt keine klaren Ziele ⬚1⬚ ⬚2⬚ ⬚3⬚ ⬚4⬚ ⬚5⬚ ⬚6⬚ ⬚7⬚ sehr klare Ziele
oder einen Zweck   und einen Zweck

9. Haben Sie das Gefühl, ungerecht behandelt zu werden?

Sehr oft ⬚1⬚ ⬚2⬚ ⬚3⬚ ⬚4⬚ ⬚5⬚ ⬚6⬚ ⬚7⬚ sehr selten oder nie

10. In den letzten 10 Jahren war Ihr Leben

voller Veränderungen und ⬚1⬚ ⬚2⬚ ⬚3⬚ ⬚4⬚ ⬚5⬚ ⬚6⬚ ⬚7⬚ ganz beständig und klar
Sie wussten nicht, was als
nächstes passiert

11. Das meiste, was Sie in Zukunft tun werden, wird wahrscheinlich

Völlig faszinierend sein ⬚1⬚ ⬚2⬚ ⬚3⬚ ⬚4⬚ ⬚5⬚ ⬚6⬚ ⬚7⬚ todlangweilig sein

**12. Haben Sie das Gefühl, in einer ungewohnten Situation zu sein und nicht
zu wissen, was Sie tun sollen?**

Sehr oft ⬚1⬚ ⬚2⬚ ⬚3⬚ ⬚4⬚ ⬚5⬚ ⬚6⬚ ⬚7⬚ sehr selten oder nie.

13. Was beschreibt am besten, wie Sie das Leben sehen?

Man kann für schmerzliche ⬚1⬚ ⬚2⬚ ⬚3⬚ ⬚4⬚ ⬚5⬚ ⬚6⬚ ⬚7⬚ Es gibt keine Lösung
Dinge im Leben immer   für schmerzliche Dinge
eine Lösung finden   im Leben

136

14. Wenn Sie über Ihr Leben nachdenken, passiert es sehr häufig, dass Sie

fühlen, wie schön | 1 | 2 | 3 | 4 | 5 | 6 | 7 | sich fragen, warum Sie
das Leben ist.   überhaupt da sind.

15. Wenn Sie vor einem schwierigen Problem stehen, ist die Wahl einer Lösung

Immer verwirrend | 1 | 2 | 3 | 4 | 5 | 6 | 7 | immer völlig klar
und schwierig

16. Das, was Sie täglich tun, ist für Sie eine Quelle

tiefer Freude und | 1 | 2 | 3 | 4 | 5 | 6 | 7 | von Schmerz und
Zufriedenheit   Langeweile

17. Ihr Leben wird in Zukunft wahrscheinlich

voller Veränderungen | 1 | 2 | 3 | 4 | 5 | 6 | 7 | ganz beständig und
sein, ohne dass Sie   klar sein
wissen, was als
nächstes passiert

18. Wenn in der Vergangenheit etwas Unangenehmes geschah, neigten Sie dazu,

sich daran zu verzehren | 1 | 2 | 3 | 4 | 5 | 6 | 7 | zu sagen: „Nun gut, sei
es drum, ich muss damit
leben" und weiterzuma-
chen.

19. Wie oft sind Ihre Gefühle und Ideen ganz durcheinander?

Sehr oft | 1 | 2 | 3 | 4 | 5 | 6 | 7 | sehr selten oder nie

20. Wenn Sie etwas machen, das Ihnen ein gutes Gefühl gibt,

werden Sie sich sicher
weiterhin gut fühlen
$\boxed{1}$ $\boxed{2}$ $\boxed{3}$ $\boxed{4}$ $\boxed{5}$ $\boxed{6}$ $\boxed{7}$
wird sicher etwas
geschehen, dass das Gefühl
verdirbt.

21. Kommt es vor, dass Sie Gefühle haben, die Sie lieber nicht hätten?

Sehr oft $\boxed{1}$ $\boxed{2}$ $\boxed{3}$ $\boxed{4}$ $\boxed{5}$ $\boxed{6}$ $\boxed{7}$ sehr selten oder nie.

22. Sie nehmen an, dass Ihr Leben in Zukunft

ohne jeden Sinn und Zweck
sein
$\boxed{1}$ $\boxed{2}$ $\boxed{3}$ $\boxed{4}$ $\boxed{5}$ $\boxed{6}$ $\boxed{7}$
voller Sinn und Zweck
sein wird

23. Glauben Sie, dass es in Zukunft *immer* Personen geben wird, auf die Sie zählen können?

Sie sind sich dessen ganz sicher $\boxed{1}$ $\boxed{2}$ $\boxed{3}$ $\boxed{4}$ $\boxed{5}$ $\boxed{6}$ $\boxed{7}$ Ich zweifle daran

24. Kommt es vor, dass Sie das Gefühl haben, nicht genau zu wissen, was gerade passiert?

Sehr oft $\boxed{1}$ $\boxed{2}$ $\boxed{3}$ $\boxed{4}$ $\boxed{5}$ $\boxed{6}$ $\boxed{7}$ sehr selten oder nie.

25. Viele Menschen – auch solche mit einem starken Charakter – fühlen sich in bestimmten Situationen wie ein Pechvogel oder Unglücksrabe. Wie oft haben Sie sich in der Vergangenheit so gefühlt?

Sehr oft $\boxed{1}$ $\boxed{2}$ $\boxed{3}$ $\boxed{4}$ $\boxed{5}$ $\boxed{6}$ $\boxed{7}$ sehr selten oder nie

26. Wenn etwas passierte, fanden Sie im Allgemeinen, dass Sie dessen Bedeutung eher

über- oder unterschätzten $\boxed{1}$ $\boxed{2}$ $\boxed{3}$ $\boxed{4}$ $\boxed{5}$ $\boxed{6}$ $\boxed{7}$ richtig einschätzten

27. Wenn Sie an Schwierigkeiten denken, mit denen Sie in wichtigen Lebensbereichen wahrscheinlich konfrontiert werden, haben Sie das Gefühl, dass

es immer gelingen wird, $\boxed{1}$ $\boxed{2}$ $\boxed{3}$ $\boxed{4}$ $\boxed{5}$ $\boxed{6}$ $\boxed{7}$ Sie die Schwierigkeiten
die Schwierigkeiten zu   nicht meistern werden
meistern können.

28. Wie oft haben Sie das Gefühl, dass die Dinge, die Sie täglich tun, wenig Sinn haben?

Sehr oft $\boxed{1}$ $\boxed{2}$ $\boxed{3}$ $\boxed{4}$ $\boxed{5}$ $\boxed{6}$ $\boxed{7}$ sehr selten oder nie

29. Wie oft haben Sie Gefühle, bei denen Sie nicht sicher sind, ob sie sie kontrollieren können?

Sehr oft $\boxed{1}$ $\boxed{2}$ $\boxed{3}$ $\boxed{4}$ $\boxed{5}$ $\boxed{6}$ $\boxed{7}$ sehr selten oder nie

15.1.2 Sozial- und Berufsvariablen

Bitte beantworten Sie jede der folgenden 10 Fragen je nach Vorgabe durch an-kreuzen oder Text/Zahlenangabe.

1. Geschlecht:

O männlich
O weiblich

2. Alter:

(in Jahren): _____

3. Sind sie:

staatlich examinierte/examinierter Physiotherapeutin/Physiotherapeut
O ja O nein

4. Wie lange sind Sie als Physiotherapeutin/Physiotherapeut berufstätig (in Jahren)?

_____ Jahre

5. In welcher Arbeitsform sind sie tätig?

O selbstständig O im Anstellungsverhältnis

6. In welchem zeitlichen Umfang arbeiten Sie:

O Vollzeit
O Teilzeit bis zu 10 Wochenstunden
O Teilzeit bis zu 15 Wochenstunden
O Teilzeit bis zu 20 Wochenstunden
O Teilzeit bis zu 25 Wochenstunden
O Teilzeit bis zu 30 Wochenstunden

7. Arbeiten Sie in einem therapeutischen Schwerpunkt:

O ja
O teilweise
O nein

Wenn ja bzw. teilweise, in welchem Schwerpunkt (Mehrfachangaben sind möglich)?

O Orthopädie/Chirurgie O Innere Medizin O Neurologie O Gynäkologie
O Pädiatrie O Intensivmedizin O Psychiatrie O Prävention
O medizinische Trainingstherapie

8. Leben Sie:

O alleinstehend O alleinstehend mit Kindern
O in Partnerschaft/verheiratet, ohne Kind(er)
O in Partnerschaft/verheiratet, mit Kind(ern)

Wenn Sie Kinder haben, wie viele?

_____ Kinder

9. Welche Ausbildungsform(en) haben Sie absolviert?

(Mehrfachantworten möglich)
O Berufsausbildung
O Vollzeitstudium
O berufsbegleitendes Teilzeitstudium

10. Haben Sie vor Ihrer Ausbildung/Studium der Physiotherapie einen anderen Beruf erlernt oder studiert?

O Nein
O Ja Wenn ja, welchen Beruf haben Sie angestrebt (bitte anführen)?
_____
Wie wurde die Berufsausbildung beendet?
O Berufsausbildung erfolgreich beendet O Berufsausbildung abgebrochen
O Studium erfolgreich beendet O Studium abgebrochen

15.1.3 Fragebogen Distanz und Nähe

- Bitte beantworten Sie die folgenden 10 Fragen, indem Sie die gewählte Skalazahl einkreisen.

- Nur volle Zahlen sind zulässig (1,2,...).

- Bitte gehen Sie von der Situation aus, den dritten Behandlungstermin mit der Patientin / dem Patienten zu haben. Sie kennen die Patientin / den Patienten erst seit diesen drei Behandlungsterminen.

1. **Eine Patientin / ein Patient klagt überproportional und dauerhaft während der Behandlung über die Erkrankung.**

Ist diese Situation psychisch belastend für Sie?

| 0 | 1 | 2 | 3 | 4 | 5 | 6 | 7 | 8 | 9 | 10 |

0 = gar nicht   10 = maximal
    belastend   belastend

Empfinden Sie für diese Patientin / diesen Patienten Sympathie?

| 0 | 1 | 2 | 3 | 4 | 5 | 6 | 7 | 8 | 9 | 10 |

0 = gar keine   10 = maximale
    Sympathie   Sympathie

Empfinden Sie für diese Patientin / diesen Patienten Antipathie?

| 0 | 1 | 2 | 3 | 4 | 5 | 6 | 7 | 8 | 9 | 10 |

0 = gar keine   10 = maximale
    Antipathie   Antipathie

Empfinden Sie die räumliche Nähe zu dieser Patientin / diesem Patienten als

| 0 | 1 | 2 | 3 | 4 | 5 | 6 | 7 | 8 | 9 | 10 |

0 = Total   10 = total
    angenehm   unangenehm

Empfinden Sie räumliche Distanz zu dieser Patientin / diesem Patienten als

0	1	2	3	4	5	6	7	8	9	10

0 = Total   10 = total
    angenehm   unangenehm

2. Eine Patientin / ein Patient spricht während der Behandlung abwertend über eine Ihrer Kolleginnen oder Kollegen.

Ist diese Situation psychisch belastend für Sie?

0	1	2	3	4	5	6	7	8	9	10

0 = gar nicht   10 = maximal
    belastend   belastend

Empfinden Sie für diese Patientin / diesen Patienten Sympathie?

0	1	2	3	4	5	6	7	8	9	10

0 = gar keine   10 = maximale
    Sympathie   Sympathie

Empfinden Sie für diese Patientin / diesen Patienten Antipathie?

0	1	2	3	4	5	6	7	8	9	10

0 = gar keine   10 = maximale
    Antipathie   Antipathie

Empfinden Sie die räumliche Nähe zu dieser Patientin / diesem Patienten als

0	1	2	3	4	5	6	7	8	9	10

0 = total   10 = total
    angenehm   unangenehm

Empfinden Sie räumliche Distanz zu dieser Patientin / diesem Patienten als

0	1	2	3	4	5	6	7	8	9	10

0 = Total   10 = total
    angenehm   unangenehm

3. Eine Patientin / ein Patient hat während der Behandlung aufgrund mangelnder Körperhygiene einen unangenehmen Körpergeruch.

Ist diese Situation psychisch belastend für Sie?

0	1	2	3	4	5	6	7	8	9	10

0 = gar nicht   10 = maximal
    belastend   belastend

Empfinden Sie für diese Patientin / diesen Patienten Sympathie?

0	1	2	3	4	5	6	7	8	9	10

0 = gar keine   10 = maximale
    Sympathie   Sympathie

Empfinden Sie für diese Patientin / diesen Patienten Antipathie?

0	1	2	3	4	5	6	7	8	9	10

0 = gar keine   10 = maximale
    Antipathie   Antipathie

Empfinden Sie die räumliche Nähe zu dieser Patientin / diesem Patienten als

0	1	2	3	4	5	6	7	8	9	10

0 = total   10 = total
    Angenehm   unangenehm

Empfinden Sie räumliche Distanz zu dieser Patientin / diesem Patienten als

0	1	2	3	4	5	6	7	8	9	10

0 = Total   10 = total
    angenehm   unangenehm

4. Eine Patientin / ein Patient stellt in der Behandlung trotz Aufklärung Ihrerseits, unerreichbare Anforderungen an Sie bezüglich des Therapieerfolges.

Ist diese Situation psychisch belastend für Sie?

0	1	2	3	4	5	6	7	8	9	10

0 = gar nicht   10 = maximal
      belastend   belastend

Empfinden Sie für diese Patientin / diesen Patienten Sympathie?

0	1	2	3	4	5	6	7	8	9	10

0 = gar keine   10 = maximale
      Sympathie   Sympathie

Empfinden Sie für diese Patientin / diesen Patienten Antipathie?

0	1	2	3	4	5	6	7	8	9	10

0 = gar keine   10 = maximale
      Antipathie   Antipathie

Empfinden Sie die räumliche Nähe zu dieser Patientin / diesem Patienten als

0	1	2	3	4	5	6	7	8	9	10

0 = total   10 = total
      angenehm   unangenehm

Empfinden Sie räumliche Distanz zu dieser Patientin / diesem Patienten als

0	1	2	3	4	5	6	7	8	9	10

0 = Total   10 = total
      angenehm   unangenehm

5. Eine Patientin / ein Patient verhält sich während der Behandlung ausgeprägt unmotiviert und fordert ausschließlich passive Therapiemaßnahmen von Ihnen.

Ist diese Situation psychisch belastend für Sie?

0	1	2	3	4	5	6	7	8	9	10

0 = gar nicht   10 = maximal
    belastend   belastend

Empfinden Sie für diese Patientin / diesen Patienten Sympathie?

0	1	2	3	4	5	6	7	8	9	10

0 = gar keine   10 = maximale
    Sympathie   Sympathie

Empfinden Sie für diese Patientin / diesen Patienten Antipathie?

0	1	2	3	4	5	6	7	8	9	10

0 = gar keine   10 = maximale
    Antipathie   Antipathie

Empfinden Sie die räumliche Nähe zu dieser Patientin / diesem Patienten als

0	1	2	3	4	5	6	7	8	9	10

0 = total   10 = total
    angenehm   unangenehm

Empfinden Sie räumliche Distanz zu dieser Patientin / diesem Patienten als

0	1	2	3	4	5	6	7	8	9	10

0 = Total   10 = total
    angenehm   unangenehm

6. Eine Patientin / ein Patient verhält sich während der Behandlung dauerhaft unfreundlich Ihnen gegenüber.

Ist diese Situation psychisch belastend für Sie?

0	1	2	3	4	5	6	7	8	9	10

0 = gar nicht   10 = maximal
     belastend   belastend

Empfinden Sie für diese Patientin / diesen Patienten Sympathie?

0	1	2	3	4	5	6	7	8	9	10

0 = gar keine   10 = maximale
     Sympathie   Sympathie

Empfinden Sie für diese Patientin / diesen Patienten Antipathie?

0	1	2	3	4	5	6	7	8	9	10

0 = gar keine   10 = maximale
     Antipathie   Antipathie

Empfinden Sie die räumliche Nähe zu dieser Patientin / diesem Patienten als

0	1	2	3	4	5	6	7	8	9	10

0 = total   10 = total
     angenehm   unangenehm

Empfinden Sie räumliche Distanz zu dieser Patientin / diesem Patienten als

0	1	2	3	4	5	6	7	8	9	10

0 = Total   10 = total
     angenehm   unangenehm

7. Eine Patientin / ein Patient befragt Sie während der Behandlung zu Ihrem privaten Umfeld.

Ist diese Situation psychisch belastend für Sie?

0	1	2	3	4	5	6	7	8	9	10

0 = gar nicht   10 = maximal
    belastend   belastend

Empfinden Sie für diese Patientin / diesen Patienten Sympathie?

0	1	2	3	4	5	6	7	8	9	10

0 = gar keine   10 = maximale
    Sympathie   Sympathie

Empfinden Sie für diese Patientin / diesen Patienten Antipathie?

0	1	2	3	4	5	6	7	8	9	10

0 = gar keine   10 = maximale
    Antipathie   Antipathie

Empfinden Sie die räumliche Nähe zu dieser Patientin / diesem Patienten als

0	1	2	3	4	5	6	7	8	9	10

0 = total   10 = total
    angenehm   unangenehm

Empfinden Sie räumliche Distanz zu dieser Patientin / diesem Patienten als

0	1	2	3	4	5	6	7	8	9	10

0 = Total   10 = total
    angenehm   unangenehm

8. Eine Patientin / ein Patient möchte sich privat mit Ihnen treffen. Sie wollen dies nicht.

Ist diese Situation psychisch belastend für Sie?

0	1	2	3	4	5	6	7	8	9	10

0 = gar nicht   10 = maximal
      belastend   belastend

Empfinden Sie für diese Patientin / diesen Patienten Sympathie?

0	1	2	3	4	5	6	7	8	9	10

0 = gar keine   10 = maximale
      Sympathie   Sympathie

Empfinden Sie für diese Patientin / diesen Patienten Antipathie?

0	1	2	3	4	5	6	7	8	9	10

0 = gar keine   10 = maximale
      Antipathie   Antipathie

Empfinden Sie die räumliche Nähe zu dieser Patientin / diesem Patienten als

0	1	2	3	4	5	6	7	8	9	10

0 = total   10 = total
      angenehm   unangenehm

Empfinden Sie räumliche Distanz zu dieser Patientin / diesem Patienten als

0	1	2	3	4	5	6	7	8	9	10

0 = Total   10 = total
      angenehm   unangenehm

9. Sie behandeln eine Patientin / einen Patienten eines Ihnen fremden Kulturkreises.

Ist diese Situation psychisch belastend für Sie?

0	1	2	3	4	5	6	7	8	9	10

0 = gar nicht   10 = maximal
    belastend   belastend

Empfinden Sie für diese Patientin / diesen Patienten Sympathie?

0	1	2	3	4	5	6	7	8	9	10

0 = gar keine   10 = maximale
    Sympathie   Sympathie

Empfinden Sie für diese Patientin / diesen Patienten Antipathie?

0	1	2	3	4	5	6	7	8	9	10

0 = gar keine   10 = maximale
    Antipathie   Antipathie

Empfinden Sie die räumliche Nähe zu dieser Patientin / diesem Patienten als

0	1	2	3	4	5	6	7	8	9	10

0 = total   10 = total
    angenehm   unangenehm

Empfinden Sie räumliche Distanz zu dieser Patientin / diesem Patienten als

0	1	2	3	4	5	6	7	8	9	10

0 = Total   10 = total
    angenehm   unangenehm

Empfinden Sie kulturelle Nähe zu dieser Patientin / diesem Patienten, wenn Sie sich mit ihr / ihm in ihrer / seiner Muttersprache verständigen können?

0	1	2	3	4	5	6	7	8	9	10

0 = nein   10 = ja
    gar nicht   total

Empfinden Sie kulturelle Distanz zu dieser Patientin / diesem Patienten, wenn Sie sich mit ihr / ihm nicht in deutscher Sprache verständigen können?

0	1	2	3	4	5	6	7	8	9	10

0 = nein   10 = ja
    gar nicht   total

10. Eine Patientin / ein Patient eines Ihnen fremden Kulturkreises möchte sich nicht für die Behandlung entkleiden, sondern angekleidet behandelt werden.

Ist diese Situation psychisch belastend für Sie?

0	1	2	3	4	5	6	7	8	9	10

0 = gar nicht   10 = maximal
    belastend   belastend

Empfinden Sie für diese Patientin / diesen Patienten Sympathie?

0	1	2	3	4	5	6	7	8	9	10

0 = gar keine   10 = maximale
    Sympathie   Sympathie

Empfinden Sie für diese Patientin / diesen Patienten Antipathie?

0	1	2	3	4	5	6	7	8	9	10

0 = gar keine   10 = maximale
    Antipathie   Antipathie

Empfinden Sie die räumliche Nähe zu dieser Patientin / diesem Patienten als

| 0 | 1 | 2 | 3 | 4 | 5 | 6 | 7 | 8 | 9 | 10 |

0 = total   10 = total
   angenehm   unangenehm

Empfinden Sie räumliche Distanz zu dieser Patientin / diesem Patienten als

| 0 | 1 | 2 | 3 | 4 | 5 | 6 | 7 | 8 | 9 | 10 |

0 = Total   10 = total
   angenehm   unangenehm

Empfinden Sie kulturelle Nähe, wenn Ihnen die Gebräuche der Kultur der Patientin / des Patienten bekannt sind?

| 0 | 1 | 2 | 3 | 4 | 5 | 6 | 7 | 8 | 9 | 10 |

0 = nein   10 ja
   gar nicht   total

Empfinden Sie kulturelle Distanz, wenn Ihnen die Gebräuche der Kultur der Patientin / des Patienten nicht bekannt ist?

| 0 | 1 | 2 | 3 | 4 | 5 | 6 | 7 | 8 | 9 | 10 |

0 = nein   10 = ja
   gar nicht   total

15.2 Datenfile

15.2.1 Chi² und T-Test

Kreuztabellen

Verarbeitete Fälle

	Fälle					
	Gültig		Fehlend		Gesamt	
	N	Prozent	N	Prozent	N	Prozent
Alter2 * SBV (1) Geschlecht; männlich = 1 / weiblich = 2	153	100,0%	0	0,0%	153	100,0%

Alter2 * SBV (1) Geschlecht; männlich = 1 / weiblich = 2 Kreuztabelle

			SBV (1) Geschlecht; männlich = 1 / weiblich = 2		Gesamt
			1	2	
Alter2	bis 29	Anzahl	20	60	80
		Korrigierte Residuen	-2,3	2,3	
	über 29	Anzahl	31	42	73
		Korrigierte Residuen	2,3	-2,3	
Gesamt		Anzahl	51	102	153

Chi-Quadrat-Tests

	Wert	df	Asymptotische Signifikanz (2-seitig)	Exakte Signifikanz (2-seitig)	Exakte Signifikanz (1-seitig)
Chi-Quadrat nach Pearson	5,240[a]	1	,022		
Kontinuitätskorrektur[b]	4,483	1	,034		
Likelihood-Quotient	5,264	1	,022		
Exakter Test nach Fisher				,026	,017
Zusammenhang linear-mit-linear	5,205	1	,023		
Anzahl der gültigen Fälle	153				

a. 0 Zellen (,0%) haben eine erwartete Häufigkeit kleiner 5.
Die minimale erwartete Häufigkeit ist 24,33.

b. Wird nur für eine 2x2-Tabelle berechnet

T-Test

Gruppenstatistiken

	SBV (1) Geschlecht; männlich = 1 / weiblich = 2	N	Mittelwert	Standardabweichung	Standardfehler des Mittelwertes
SBV (2) Alter; Angabe in Wertbezeichnung	1	51	35,20	10,841	1,518
	2	102	31,97	9,769	,967

Test bei unabhängigen Stichproben

		Levene-Test der Varianzgleichheit		T-Test für die Mittelwertgleichheit						
		F	Signifikanz	T	df	Sig. (2-seitig)	Mittlere Differenz	Standardfehler der Differenz	95% Konfidenzintervall der Differenz	
									Untere	Obere
SBV (2) Alter; Angabe in Wertbezeichnung	Varianzen sind gleich	,885	,348	1,855	151	,065	3,225	1,738	-,209	6,660
	Varianzen sind nicht gleich			1,792	91,388	,076	3,225	1,800	-,350	6,801

154

Kreuztabellen Geschlecht x Arbeitsform

Verarbeitete Fälle

	Fälle					
	Gültig		Fehlend		Gesamt	
	N	Prozent	N	Prozent	N	Prozent
SBV (5) Arbeitsform; selbstständig = 1 / Anstellungsverhältnis = 2 * SBV (1) Geschlecht; männlich = 1 / weiblich = 2	153	100,0%	0	0,0%	153	100,0%

SBV (5) Arbeitsform; selbstständig = 1 / Anstellungsverhältnis = 2 * SBV (1) Geschlecht; männlich = 1 / weiblich = 2 Kreuztabelle

			SBV (1) Geschlecht; männlich = 1 / weiblich = 2		Gesamt
			1	2	
SBV (5) Arbeitsform; selbstständig = 1 / Anstellungsverhältnis = 2	1	Anzahl	14	8	22
		Korrigierte Residuen	3,3	-3,3	
	2	Anzahl	37	94	131
		Korrigierte Residuen	-3,3	3,3	
Gesamt		Anzahl	51	102	153

Chi-Quadrat-Tests

	Wert	df	Asymptotische Signifikanz (2-seitig)	Exakte Signifikanz (2-seitig)	Exakte Signifikanz (1-seitig)
Chi-Quadrat nach Pearson	10,618[a]	1	,001		
Kontinuitätskorrektur[b]	9,085	1	,003		
Likelihood-Quotient	9,978	1	,002		
Exakter Test nach Fisher				,003	,002
Zusammenhang linear-mit-linear	10,548	1	,001		
Anzahl der gültigen Fälle	153				

a. 0 Zellen (,0%) haben eine erwartete Häufigkeit kleiner 5. Die minimale erwartete Häufigkeit ist 7,33.

b. Wird nur für eine 2x2-Tabelle berechnet

Kreuztabellen Geschlecht x Schwerpunkt

Verarbeitete Fälle

	Fälle					
	Gültig		Fehlend		Gesamt	
	N	Prozent	N	Prozent	N	Prozent
SBV (7a) therapeutischer Schwerpunkt; nein = 0 / teilweise = 1 / ja = 2 * SBV (1) Geschlecht; männlich = 1 / weiblich = 2	153	100,0%	0	0,0%	153	100,0%

SBV (7a) therapeutischer Schwerpunkt; nein = 0 / teilweise = 1 / ja = 2 * SBV (1) Geschlecht; männlich = 1 / weiblich = 2 Kreuztabelle

			SBV (1) Geschlecht; männlich = 1 / weiblich = 2		Gesamt
			1	2	
SBV (7a) therapeutischer Schwerpunkt; nein = 0 / teilweise = 1 / ja = 2	0	Anzahl	10	23	33
		Korrigierte Residuen	-,4	,4	
	1	Anzahl	19	38	57
		Korrigierte Residuen	,0	,0	
	2	Anzahl	22	41	63
		Korrigierte Residuen	,3	-,3	
Gesamt		Anzahl	51	102	153

Chi-Quadrat-Tests

	Wert	df	Asymptotische Signifikanz (2-seitig)
Chi-Quadrat nach Pearson	,208[a]	2	,901
Likelihood-Quotient	,209	2	,901
Zusammenhang linear-mit-linear	,198	1	,656
Anzahl der gültigen Fälle	153		

a. 0 Zellen (,0%) haben eine erwartete Häufigkeit kleiner 5. Die minimale erwartete Häufigkeit ist 11,00.

Kreuztabellen Geschlecht x Lebensform

Verarbeitete Fälle

	Fälle					
	Gültig		Fehlend		Gesamt	
	N	Prozent	N	Prozent	N	Prozent
SBV (8a) leben Sie; alleinstehend = 1 / alleinstehend mit Kind(er) = 2 / in Partnerschaft / verheiratet ohne Kind(er) = 3 / in Partnerschaft / verheiratet mit Kind(er) = 4 * SBV (1) Geschlecht; männlich = 1 / weiblich = 2	153	100,0%	0	0,0%	153	100,0%

SBV (8a) leben Sie; alleinstehend = 1 / alleinstehend mit Kind(er) = 2 / in Partnerschaft / verheiratet ohne Kind(er) = 3 / in Partnerschaft / verheiratet mit Kind(er) = 4 * SBV (1) Geschlecht; männlich = 1 / weiblich = 2 Kreuztabelle

			SBV (1) Geschlecht; männlich = 1 / weiblich = 2		Gesamt
			1	2	
SBV (8a) leben Sie; alleinstehend = 1 / alleinstehend mit Kind(er) = 2 / in Partnerschaft / verheiratet ohne Kind(er) = 3 / in Partnerschaft / verheiratet mit Kind(er) = 4	1	Anzahl	15	26	41
		Korrigierte Residuen	,5	-,5	
	2	Anzahl	3	6	9
		Korrigierte Residuen	,0	,0	
	3	Anzahl	13	40	53
		Korrigierte Residuen	-1,7	1,7	
	4	Anzahl	20	30	50
		Korrigierte Residuen	1,2	-1,2	
Gesamt		Anzahl	51	102	153

Chi-Quadrat-Tests

	Wert	df	Asymptotische Signifikanz (2-seitig)
Chi-Quadrat nach Pearson	3,044[a]	3	,385
Likelihood-Quotient	3,113	3	,375
Zusammenhang linear-mit-linear	,009	1	,923
Anzahl der gültigen Fälle	153		

a. 1 Zellen (12,5%) haben eine erwartete Häufigkeit kleiner 5. Die minimale erwartete Häufigkeit ist 3,00.

Kreuztabellen Geschlecht x Kinder

Verarbeitete Fälle

	Fälle					
	Gültig		Fehlend		Gesamt	
	N	Prozent	N	Prozent	N	Prozent
Kinder3 * SBV (1) Geschlecht; männlich = 1 / weiblich = 2	153	100,0%	0	0,0%	153	100,0%

Kinder3 * SBV (1) Geschlecht; männlich = 1 / weiblich = 2 Kreuztabelle

			SBV (1) Geschlecht; männlich = 1 / weiblich = 2		Gesamt
			1	2	
Kinder3	0 Kinder	Anzahl	26	66	92
		Korrigierte Residuen	-1,6	1,6	
	1 Kind	Anzahl	13	17	30
		Korrigierte Residuen	1,3	-1,3	
	2 oder mehr Kinder	Anzahl	12	19	31
		Korrigierte Residuen	,7	-,7	
Gesamt		Anzahl	51	102	153

Chi-Quadrat-Tests

	Wert	df	Asymptotische Signifikanz (2-seitig)
Chi-Quadrat nach Pearson	2,818[a]	2	,244
Likelihood-Quotient	2,785	2	,248
Zusammenhang linear-mit-linear	1,817	1	,178
Anzahl der gültigen Fälle	153		

a. 0 Zellen (,0%) haben eine erwartete Häufigkeit kleiner 5. Die minimale erwartete Häufigkeit ist 10,00.

Kreuztabellen Geschlecht x Ausbildungsform

Verarbeitete Fälle

	Fälle					
	Gültig		Fehlend		Gesamt	
	N	Prozent	N	Prozent	N	Prozent
SBV (9) Physiotherapie Ausbildungsform; Berufsausbildung = 1 / berufsbegleitendes Teilzeitstudium = 2 / Vollzeitstudium = 3 * SBV (1) Geschlecht; männlich = 1 / weiblich = 2	153	100,0%	0	0,0%	153	100,0%

SBV (9) Physiotherapie Ausbildungsform; Berufsausbildung = 1 / berufsbegleitendes Teilzeitstudium = 2 / Vollzeitstudium = 3 * SBV (1) Geschlecht; männlich = 1 / weiblich = 2 Kreuztabelle

			SBV (1) Geschlecht; männlich = 1 / weiblich = 2		Gesamt
			1	2	
SBV (9) Physiotherapie Ausbildungsform; Berufsausbildung = 1 / berufsbegleitendes Teilzeitstudium = 2 / Vollzeitstudium = 3	1	Anzahl	37	88	125
		Korrigierte Residuen	-2,1	2,1	
	2	Anzahl	8	10	18
		Korrigierte Residuen	1,1	-1,1	
	3	Anzahl	6	4	10
		Korrigierte Residuen	1,9	-1,9	
Gesamt		Anzahl	51	102	153

Chi-Quadrat-Tests

	Wert	df	Asymptotische Signifikanz (2-seitig)
Chi-Quadrat nach Pearson	4,984[a]	2	,083
Likelihood-Quotient	4,723	2	,094
Zusammenhang linear-mit-linear	4,951	1	,026
Anzahl der gültigen Fälle	153		

a. 1 Zellen (16,7%) haben eine erwartete Häufigkeit kleiner 5. Die minimale erwartete Häufigkeit ist 3,33.

Kreuztabellen Geschlecht x Vorberuf

Verarbeitete Fälle

	Fälle					
	Gültig		Fehlend		Gesamt	
	N	Prozent	N	Prozent	N	Prozent
SBV (10a1) Vorberuf; nein = 0 / ja = 1 * SBV (1) Geschlecht; männlich = 1 / weiblich = 2	153	100,0%	0	0,0%	153	100,0%

SBV (10a1) Vorberuf; nein = 0 / ja = 1 * SBV (1) Geschlecht; männlich = 1 / weiblich = 2 Kreuztabelle

			SBV (1) Geschlecht; männlich = 1 / weiblich = 2		Gesamt
			1	2	
SBV (10a1) Vorberuf; nein = 0 / ja = 1	0	Anzahl	26	72	98
		Korrigierte Residuen	-2,4	2,4	
	1	Anzahl	25	30	55
		Korrigierte Residuen	2,4	-2,4	
Gesamt		Anzahl	51	102	153

Chi-Quadrat-Tests

	Wert	df	Asymptotische Signifikanz (2-seitig)	Exakte Signifikanz (2-seitig)	Exakte Signifikanz (1-seitig)
Chi-Quadrat nach Pearson	5,677[a]	1	,017		
Kontinuitätskorrektur[b]	4,858	1	,028		
Likelihood-Quotient	5,590	1	,018		
Exakter Test nach Fisher				,021	,014
Zusammenhang linear-mit-linear	5,640	1	,018		
Anzahl der gültigen Fälle	153				

a. 0 Zellen (,0%) haben eine erwartete Häufigkeit kleiner 5. Die minimale erwartete Häufigkeit ist 18,33.

b. Wird nur für eine 2x2-Tabelle berechnet

Kreuztabellen Geschlecht x Berufsausbildung abgebrochen

Verarbeitete Fälle

	Fälle					
	Gültig		Fehlend		Gesamt	
	N	Prozent	N	Prozent	N	Prozent
SBV (10b1) Berufsaus-bildung; abgebrochen = 0 / erfolgreich beendet = 1 * SBV (1) Geschlecht; männlich = 1 / weiblich = 2	42	27,5%	111	72,5%	153	100,0%

SBV (10b1) Berufsausbildung; abgebrochen = 0 / erfolgreich beendet = 1 * SBV (1) Geschlecht; männlich = 1 / weiblich = 2 Kreuztabelle

			SBV (1) Geschlecht; männlich = 1 / weiblich = 2		Gesamt
			1	2	
SBV (10b1) Berufsaus-bildung; abgebrochen = 0 / erfolgreich beendet = 1	0	Anzahl	0	1	1
		Korrigierte Residuen	-1,0	1,0	
	1	Anzahl	20	21	41
		Korrigierte Residuen	1,0	-1,0	
Gesamt		Anzahl	20	22	42

Chi-Quadrat-Tests

	Wert	df	Asymptoti-sche Signifi-kanz (2-seitig)	Exakte Signi-fikanz (2-seitig)	Exakte Signi-fikanz (1-seitig)
Chi-Quadrat nach Pearson	,931[a]	1	,335		
Kontinuitätskorrektur[b]	,000	1	1,000		
Likelihood-Quotient	1,315	1	,251		
Exakter Test nach Fisher				1,000	,524
Zusammenhang linear-mit-linear	,909	1	,340		
Anzahl der gültigen Fälle	42				

a. 2 Zellen (50,0%) haben eine erwartete Häufigkeit kleiner 5. Die minimale erwartete Häufigkeit ist ,48.

b. Wird nur für eine 2x2-Tabelle berechnet

Kreuztabellen Geschlecht x Studium abgebrochen

Verarbeitete Fälle

	Fälle					
	Gültig		Fehlend		Gesamt	
	N	Prozent	N	Prozent	N	Prozent
SBV (10b2) Studium; abgebrochen = 0 / erfolgreich beendet = 1 * SBV (1) Geschlecht; männlich = 1 / weiblich = 2	13	8,5%	140	91,5%	153	100,0%

SBV (10b2) Studium; abgebrochen = 0 / erfolgreich beendet = 1 * SBV (1) Geschlecht; männlich = 1 / weiblich = 2 Kreuztabelle

			SBV (1) Geschlecht; männlich = 1 / weiblich = 2		Gesamt
			1	2	
SBV (10b2) Studium; abgebrochen = 0 / erfolgreich beendet = 1	0	Anzahl	3	7	10
		Korrigierte Residuen	-1,1	1,1	
	1	Anzahl	2	1	3
		Korrigierte Residuen	1,1	-1,1	
Gesamt		Anzahl	5	8	13

Chi-Quadrat-Tests

	Wert	df	Asymptoti-sche Signifi-kanz (2-seitig)	Exakte Signi-fikanz (2-seitig)	Exakte Signi-fikanz (1-seitig)
Chi-Quadrat nach Pearson	1,311[a]	1	,252		
Kontinuitätskorrektur[b]	,219	1	,640		
Likelihood-Quotient	1,287	1	,257		
Exakter Test nach Fisher				,510	,315
Zusammenhang linear-mit-linear	1,210	1	,271		
Anzahl der gültigen Fälle	13				

a. 3 Zellen (75,0%) haben eine erwartete Häufigkeit kleiner 5. Die minimale erwartete Häufigkeit ist 1,15.

b. Wird nur für eine 2x2-Tabelle berechnet

Kreuztabellen Alter x Arbeitsform

Verarbeitete Fälle

	Fälle					
	Gültig		Fehlend		Gesamt	
	N	Prozent	N	Prozent	N	Prozent
SBV (5) Arbeitsform; selbstständig = 1 / Anstellungsverhältnis = 2 * Alter2	153	100,0%	0	0,0%	153	100,0%

SBV (5) Arbeitsform; selbstständig = 1 / Anstellungsverhältnis = 2 * Alter2 Kreuztabelle

			Alter2		Gesamt
			bis 29	über 29	
SBV (5) Arbeitsform; selbstständig = 1 / Anstellungsverhältnis = 2	1	Anzahl	3	19	22
		Korrigierte Residuen	-3,9	3,9	
	2	Anzahl	77	54	131
		Korrigierte Residuen	3,9	-3,9	
Gesamt		Anzahl	80	73	153

Chi-Quadrat-Tests

	Wert	df	Asymptotische Signifikanz (2-seitig)	Exakte Signifikanz (2-seitig)	Exakte Signifikanz (1-seitig)
Chi-Quadrat nach Pearson	15,386[a]	1	,000		
Kontinuitätskorrektur[b]	13,630	1	,000		
Likelihood-Quotient	16,712	1	,000		
Exakter Test nach Fisher				,000	,000
Zusammenhang linear-mit-linear	15,286	1	,000		
Anzahl der gültigen Fälle	153				

a. 0 Zellen (,0%) haben eine erwartete Häufigkeit kleiner 5. Die minimale erwartete Häufigkeit ist 10,50.

b. Wird nur für eine 2x2-Tabelle berechnet

Kreuztabellen Alter x Scherpunkt

Verarbeitete Fälle

	Fälle					
	Gültig		Fehlend		Gesamt	
	N	Prozent	N	Prozent	N	Prozent
SBV (7a) therapeutischer Schwerpunkt; nein = 0 / teilweise = 1 / ja = 2 * Alter2	153	100,0%	0	0,0%	153	100,0%

165

SBV (7a) therapeutischer Schwerpunkt; nein = 0 / teilweise = 1 / ja = 2 * Alter2 Kreuz-tabelle

			Alter2		Gesamt
			bis 29	über 29	
SBV (7a) therapeutischer Schwerpunkt; nein = 0 / teilweise = 1 / ja = 2	0	Anzahl	17	16	33
		Korrigierte Residuen	-,1	,1	
	1	Anzahl	27	30	57
		Korrigierte Residuen	-,9	,9	
	2	Anzahl	36	27	63
		Korrigierte Residuen	1,0	-1,0	
Gesamt		Anzahl	80	73	153

Chi-Quadrat-Tests

	Wert	df	Asymptotische Signifikanz (2-seitig)
Chi-Quadrat nach Pearson	1,156[a]	2	,561
Likelihood-Quotient	1,158	2	,560
Zusammenhang linear-mit-linear	,485	1	,486
Anzahl der gültigen Fälle	153		

a. 0 Zellen (,0%) haben eine erwartete Häufigkeit kleiner 5. Die minimale erwartete Häufigkeit ist 15,75.

Kreuztabellen Alter x Lebensform

Verarbeitete Fälle

	Fälle					
	Gültig		Fehlend		Gesamt	
	N	Prozent	N	Prozent	N	Prozent
SBV (8a) leben Sie; alleinstehend = 1 / alleinstehend mit Kind(er) = 2 / in Partnerschaft / verheiratet ohne Kind(er) = 3 / in Partnerschaft / verheiratet mit Kind(er) = 4 * Alter2	153	100,0%	0	0,0%	153	100,0%

SBV (8a) leben Sie; alleinstehend = 1 / alleinstehend mit Kind(er) = 2 / in Partnerschaft / verheiratet ohne Kind(er) = 3 / in Partnerschaft / verheiratet mit Kind(er) = 4 * Alter2 Kreuztabelle

			Alter2		Gesamt
			bis 29	über 29	
SBV (8a) leben Sie; alleinstehend = 1 / alleinstehend mit Kind(er) = 2 / in Partnerschaft / verheiratet ohne Kind(er) = 3 / in Partnerschaft / verheiratet mit Kind(er) = 4	1	Anzahl	32	9	41
		Korrigierte Residuen	3,9	-3,9	
	2	Anzahl	5	4	9
		Korrigierte Residuen	,2	-,2	
	3	Anzahl	37	16	53
		Korrigierte Residuen	3,2	-3,2	
	4	Anzahl	6	44	50
		Korrigierte Residuen	-7,0	7,0	
Gesamt		Anzahl	80	73	153

Chi-Quadrat-Tests

	Wert	df	Asymptotische Signifikanz (2-seitig)
Chi-Quadrat nach Pearson	49,999^a	3	,000
Likelihood-Quotient	54,649	3	,000
Zusammenhang linear-mit-linear	32,445	1	,000
Anzahl der gültigen Fälle	153		

a. 2 Zellen (25,0%) haben eine erwartete Häufigkeit kleiner 5. Die minimale erwartete Häufigkeit ist 4,29.

Kreuztabellen Alter x Kinder

Verarbeitete Fälle

	Fälle					
	Gültig		Fehlend		Gesamt	
	N	Prozent	N	Prozent	N	Prozent
Kinder3 * Alter2	153	100,0%	0	0,0%	153	100,0%

Kinder3 * Alter2 Kreuztabelle

			Alter2		Gesamt
			bis 29	über 29	
Kinder3	0 Kinder	Anzahl	69	23	92
		Korrigierte Residuen	6,9	-6,9	
	1 Kind	Anzahl	11	19	30
		Korrigierte Residuen	-1,9	1,9	
	2 oder mehr Kinder	Anzahl	0	31	31
		Korrigierte Residuen	-6,5	6,5	
Gesamt		Anzahl	80	73	153

Chi-Quadrat-Tests

	Wert	df	Asymptotische Signifikanz (2-seitig)
Chi-Quadrat nach Pearson	55,930[a]	2	,000
Likelihood-Quotient	68,884	2	,000
Zusammenhang linear-mit-linear	55,558	1	,000
Anzahl der gültigen Fälle	153		

a. 0 Zellen (,0%) haben eine erwartete Häufigkeit kleiner 5. Die minimale erwartete Häufigkeit ist 14,31.

Kreuztabellen Alter x Ausbildungsform

Verarbeitete Fälle

	Fälle					
	Gültig		Fehlend		Gesamt	
	N	Prozent	N	Prozent	N	Prozent
SBV (9) Physiotherapie Ausbildungsform; Berufsausbildung = 1 / berufsbegleitendes Teilzeitstudium = 2 / Vollzeitstudium = 3 * Alter2	153	100,0%	0	0,0%	153	100,0%

SBV (9) Physiotherapie Ausbildungsform; Berufsausbildung = 1 / berufsbegleitendes Teilzeitstudium = 2 / Vollzeitstudium = 3 * Alter2 Kreuztabelle

			Alter2		Gesamt
			bis 29	über 29	
SBV (9) Physiotherapie Ausbildungsform; Berufsausbildung = 1 / berufsbegleitendes Teilzeitstudium = 2 / Vollzeitstudium = 3	1	Anzahl	68	57	125
		Korrigierte Residuen	1,1	-1,1	
	2	Anzahl	7	11	18
		Korrigierte Residuen	-1,2	1,2	
	3	Anzahl	5	5	10
		Korrigierte Residuen	-,1	,1	
Gesamt		Anzahl	80	73	153

Chi-Quadrat-Tests

	Wert	df	Asymptotische Signifikanz (2-seitig)
Chi-Quadrat nach Pearson	1,540[a]	2	,463
Likelihood-Quotient	1,545	2	,462
Zusammenhang linear-mit-linear	,675	1	,411
Anzahl der gültigen Fälle	153		

a. 1 Zellen (16,7%) haben eine erwartete Häufigkeit kleiner 5. Die minimale erwartete Häufigkeit ist 4,77.

Kreuztabellen Alter x Vorberuf

Verarbeitete Fälle

	Fälle					
	Gültig		Fehlend		Gesamt	
	N	Prozent	N	Prozent	N	Prozent
SBV (10a1) Vorberuf; nein = 0 / ja = 1 * Alter2	153	100,0%	0	0,0%	153	100,0%

SBV (10a1) Vorberuf; nein = 0 / ja = 1 * Alter2 Kreuztabelle

			Alter2		Gesamt
			bis 29	über 29	
SBV (10a1) Vorberuf; nein = 0 / ja = 1	0	Anzahl	63	35	98
		Korrigierte Residuen	4,0	-4,0	
	1	Anzahl	17	38	55
		Korrigierte Residuen	-4,0	4,0	
Gesamt		Anzahl	80	73	153

Chi-Quadrat-Tests

	Wert	df	Asymptotische Signifikanz (2-seitig)	Exakte Signifikanz (2-seitig)	Exakte Signifikanz (1-seitig)
Chi-Quadrat nach Pearson	15,731[a]	1	,000		
Kontinuitätskorrektur[b]	14,421	1	,000		
Likelihood-Quotient	16,018	1	,000		
Exakter Test nach Fisher				,000	,000
Zusammenhang linear-mit-linear	15,628	1	,000		
Anzahl der gültigen Fälle	153				

a. 0 Zellen (,0%) haben eine erwartete Häufigkeit kleiner 5. Die minimale erwartete Häufigkeit ist 26,24.

b. Wird nur für eine 2x2-Tabelle berechnet

Kreuztabellen Alter x Berufsausbildung abgebrochen

Verarbeitete Fälle

	Fälle					
	Gültig		Fehlend		Gesamt	
	N	Prozent	N	Prozent	N	Prozent
SBV (10b1) Berufsausbildung; abgebrochen = 0 / erfolgreich beendet = 1 * Alter2	42	27,5%	111	72,5%	153	100,0%

SBV (10b1) Berufsausbildung; abgebrochen = 0 / erfolgreich beendet = 1 * Alter2

Kreuztabelle

			Alter2		Gesamt
			bis 29	über 29	
SBV (10b1) Berufsausbildung; abgebrochen = 0 / erfolgreich beendet = 1	0	Anzahl	1	0	1
		Korrigierte Residuen	1,4	-1,4	
	1	Anzahl	13	28	41
		Korrigierte Residuen	-1,4	1,4	
Gesamt		Anzahl	14	28	42

Chi-Quadrat-Tests

	Wert	df	Asymptotische Signifikanz (2-seitig)	Exakte Signifikanz (2-seitig)	Exakte Signifikanz (1-seitig)
Chi-Quadrat nach Pearson	2,049[a]	1	,152		
Kontinuitätskorrektur[b]	,128	1	,720		
Likelihood-Quotient	2,246	1	,134		
Exakter Test nach Fisher				,333	,333
Zusammenhang linear-mit-linear	2,000	1	,157		
Anzahl der gültigen Fälle	42				

a. 2 Zellen (50,0%) haben eine erwartete Häufigkeit kleiner 5. Die minimale erwartete Häufigkeit ist ,33.

b. Wird nur für eine 2x2-Tabelle berechnet

Kreuztabellen Alter x Studium abgebrochen

Verarbeitete Fälle

	Fälle					
	Gültig		Fehlend		Gesamt	
	N	Prozent	N	Prozent	N	Prozent
SBV (10b2) Studium; abgebrochen = 0 / erfolgreich beendet = 1 * Alter2	13	8,5%	140	91,5%	153	100,0%

SBV (10b2) Studium; abgebrochen = 0 / erfolgreich beendet = 1 * Alter2 Kreuztabelle

			Alter2		Gesamt
			bis 29	über 29	
SBV (10b2) Studium; abgebrochen = 0 / erfolgreich beendet = 1	0	Anzahl	3	7	10
		Korrigierte Residuen	1,1	-1,1	
	1	Anzahl	0	3	3
		Korrigierte Residuen	-1,1	1,1	
Gesamt		Anzahl	3	10	13

172

Chi-Quadrat-Tests

	Wert	df	Asymptotische Signifikanz (2-seitig)	Exakte Signifikanz (2-seitig)	Exakte Signifikanz (1-seitig)
Chi-Quadrat nach Pearson	1,170[a]	1	,279		
Kontinuitätskorrektur[b]	,090	1	,764		
Likelihood-Quotient	1,828	1	,176		
Exakter Test nach Fisher				,528	,420
Zusammenhang linear-mit-linear	1,080	1	,299		
Anzahl der gültigen Fälle	13				

a. 3 Zellen (75,0%) haben eine erwartete Häufigkeit kleiner 5. Die minimale erwartete Häufigkeit ist ,69.

b. Wird nur für eine 2x2-Tabelle berechnet

15.2.2 Korrelationen

Correlations

		SBV (2) Alter; Angabe in Wert bezeich nung	SOC_Vsum	SOC_Hsum	SOC_Bsum	SOC_s um	Be-las-tun g	Sympa-thie	Anti-pa-thie	Rauml_Naehe	Rauml_Distanz	Kultur_Nähe	Kultur_Distanz
SBV (2) Alter; Angabe in Wert-bezeich-nung	Pearson Correlation	1	,164*	,086	-,049	,097	-,005	,023	,065	,052	-,046	,080	-,015
	Sig. (2-tailed)		,043	,290	,546	,235	,950	,778	,422	,526	,575	,326	,854
	N	153	153	153	153	153	153	153	153	153	153	153	153
SOC_Vs um	Pearson Correlation	,164*	1	,617**	,347**	,842**	-,314**	,132	-,087	-,080	,133	,038	-,114
	Sig. (2-tailed)	,043		,000	,000	,000	,000	,103	,287	,328	,102	,641	,162
	N	153	153	153	153	153	153	153	153	153	153	153	153
SOC_Hs um	Pearson Correlation	,086	,617**	1	,532**	,882**	-,239**	,164*	,089	,040	,125	,057	-,001
	Sig. (2-tailed)	,290	,000		,000	,000	,003	,043	,276	,625	,125	,481	,986
	N	153	153	153	153	153	153	153	153	153	153	153	153
SOC_Bsu m	Pearson Correlation	-,049	,347**	,532**	1	,716**	-,185*	,053	,084	,060	,032	,227**	,139

174

	Sig. (2-tailed)	,546	,000	,000		,000	,022	,512	,305	,458	,699	,005	,087
	N	153	153	153	153	153	153	153	153	153	153	153	153
SOC_sum	Pearson Correlation	,097	,842**	,882**	,716**	1	-,309**	,148	,024	-,001	,125	,081	-,008
	Sig. (2-tailed)	,235	,000	,000	,000		,000	,068	,770	,992	,124	,318	,923
	N	153	153	153	153	153	153	153	153	153	153	153	153
Belastung	Pearson Correlation	-,005	-,314**	-,239**	,185*	-,309**	1	,010	,367**	,267*	,063	,185*	,229*
	Sig. (2-tailed)	,950	,000	,003	,022	,000		,903	,000	,001	,442	,022	,004
	N	153	153	153	153	153	153	153	153	153	153	153	153
Sympathie	Pearson Correlation	,023	,132	,164*	,053	,148	,010	1	-,149	-,208*	,408**	,258**	-,028
	Sig. (2-tailed)	,778	,103	,043	,512	,068	,903		,067	,010	,000	,001	,731
	N	153	153	153	153	153	153	153	153	153	153	153	153
Antipathie	Pearson Correlation	,065	-,087	,089	,084	,024	,367**	-,149	1	,373**	,067	-,012	,274*
	Sig. (2-tailed)	,422	,287	,276	,305	,770	,000	,067		,000	,411	,884	,001
	N	153	153	153	153	153	153	153	153	153	153	153	153
Rauml_Naehe	Pearson Correlation	,052	-,080	,040	,060	-,001	,267**	-,208**	,373**	1	-,325*	,016	,326*
	Sig. (2-tailed)	,526	,328	,625	,458	,992	,001	,010	,000		,000	,842	,000

		C1	C2	C3	C4	C5	C6	C7	C8	C9	C10	C11	C12
	N	153	153	153	153	153	153	153	153	153	153	153	153
Rauml_Distanz	Pearson Correlation	-,046	,133	,125	,032	,125	,063	,408**	,067	-,325**	1	-,032	,043
	Sig. (2-tailed)	,575	,102	,125	,699	,124	,442	,000	,411	,000		,696	,595
	N	153	153	153	153	153	153	153	153	153	153	153	153
Kultur_Nähe	Pearson Correlation	,080	-,038	,057	,227**	,081	,185*	,258**	-,012	,016	-,032	1	,260**
	Sig. (2-tailed)	,326	,641	,481	,005	,318	,022	,001	,884	,842	,696		,001
	N	153	153	153	153	153	153	153	153	153	153	153	153
Kultur_Distanz	Pearson Correlation	-,015	-,114	-,001	,139	-,008	,229**	-,028	,274**	,326*	,043	,260**	1
	Sig. (2-tailed)	,854	,162	,986	,087	,923	,004	,731	,001	,000	,595	,001	
	N	153	153	153	153	153	153	153	153	153	153	153	153

*. Correlation is significant at the 0.05 level (2-tailed).
**. Correlation is significant at the 0.01 level (2-tailed).

15.2.3 Reliabilität

Skala: Belastung

Zusammenfassung der Fallverarbeitung

		N	%
Fälle	Gültig	153	100,0
	Ausgeschlossen[a]	0	,0
	Gesamt	153	100,0

a. Listenweise Löschung auf der Grundlage aller Variablen in der Prozedur.

Reliabilitätsstatistiken

Cronbachs Alpha	Anzahl der Items
,801	10

Itemstatistiken

	Mittelwert	Standardabweichung	N
F 2-5 (1a); P. klagt über Krankheit; Belastung; psychisch nicht belastend = 0 / psychisch maximal belastend = 10	3,59	2,443	153
F 2-5 (2a); P. spricht abwertend über Kollegen/innen; Belastung; psychisch nicht belastend = 0 / psychisch maximal belastend = 10	4,04	2,953	153
F 2-5 (3a); P. hat unangenehmen Körpergeruch; Belastung; psychisch nicht belastend = 0 / psychisch maximal belastend = 10	5,83	2,883	153
F 2-5 (4a); P. stellt unerreichbare Anforderung an den Therapieerfolg; psychisch nicht belastend = 0 / psychisch maximal belastend = 10	5,14	2,657	153

F 2-5 (5a); P. ist unmotiviert und fordert passive Therapie; psychisch nicht belastend = 0 / psychisch maximal belastend = 10	3,43	2,620	153
F 2-5 (6a); P ist dauerhaft unfreundlich; psychisch nicht belastend = 0 / psychisch maximal belastend = 10	6,18	2,839	153
F 2-5 (7a); P. befragt zum persönlichen Umfeld; psychisch nicht belastend = 0 / psychisch maximal belastend = 10	3,05	2,676	153
F 2-5 (8a); P. möchte privates Treffen; psychisch nicht belastend = 0 / psychisch maximal belastend = 10	5,16	2,963	153
F 2-5 (9a); P. aus fremdem Kulturkreis; psychisch nicht belastend = 0 / psychisch maximal belastend = 10	2,65	2,698	153
F 2-5 (10a); P. aus fremden Kulturkreis möchte sich nicht zur Behandlung entkleiden; psychisch nicht belastend = 0 / psychisch maximal belastend = 10	3,18	2,679	153

Item-Skala-Statistiken

	Skalenmittelwert, wenn Item weggelassen	Skalenvarianz, wenn Item weggelassen	Korrigierte Item-Skala-Korrelation	Cronbachs Alpha, wenn Item weggelassen
F 2-5 (1a); P. klagt über Krankheit; Belastung; psychisch nicht belastend = 0 / psychisch maximal belastend = 10	38,67	225,513	,531	,779
F 2-5 (2a); P. spricht abwertend über Kollegen/innen; Belastung; psychisch nicht belastend = 0 / psychisch maximal belastend = 10	38,22	221,460	,458	,786
F 2-5 (3a); P. hat unangenehmen Körpergeruch; Belastung; psychisch nicht belastend = 0 / psychisch maximal belastend = 10	36,42	234,299	,315	,803
F 2-5 (4a); P. stellt unerreichbare Anforderung an den Therapieerfolg; psychisch nicht belastend = 0 / psychisch maximal belastend = 10	37,11	215,889	,609	,769
F 2-5 (5a); P. ist unmotiviert und fordert passive Therapie; psychisch nicht belastend = 0 / psychisch maximal belastend = 10	38,82	221,212	,544	,777
F 2-5 (6a); P ist dauerhaft unfreundlich; psychisch nicht belastend = 0 / psychisch maximal belastend = 10	36,07	227,620	,406	,792

F 2-5 (7a); P. befragt zum persönlichen Umfeld; psychisch nicht belastend = 0 / psychisch maximal belastend = 10	39,21	222,193	,515	,780
F 2-5 (8a); P. möchte privates Treffen; psychisch nicht belastend = 0 / psychisch maximal belastend = 10	37,10	218,563	,492	,782
F 2-5 (9a); P. aus fremdem Kulturkreis; psychisch nicht belastend = 0 / psychisch maximal belastend = 10	39,60	227,373	,440	,788
F 2-5 (10a); P. aus fremden Kulturkreis möchte sich nicht zur Behandlung entkleiden; psychisch nicht belastend = 0 / psychisch maximal belastend = 10	39,07	224,896	,478	,784

Skala-Statistiken

Mittelwert	Varianz	Standardabweichung	Anzahl der Items
42,25	270,454	16,445	10

Reliabilität

Skala: Sympathie

Zusammenfassung der Fallverarbeitung

		N	%
Fälle	Gültig	153	100,0
	Ausgeschlossen[a]	0	,0
	Gesamt	153	100,0

a. Listenweise Löschung auf der Grundlage aller Variablen in der Prozedur.

Reliabilitätsstatistiken

Cronbachs Alpha	Anzahl der Items
,689	10

Itemstatistiken

	Mittelwert	Standardabweichung	N
F 2-5 (1b); Sympathie; keine Sympathie = 0 / maximale Sympathie = 10	4,93	1,898	153
F 2-5 (2b); Sympathie; keine Sympathie = 0 / maximale Sympathie = 10	3,23	2,005	153
F 2-5 (3b); Sympathie; keine Sympathie = 0 / maximale Sympathie = 10	3,39	2,119	153
F 2-5 (4b); Sympathie; keine Sympathie = 0 / maximale Sympathie = 10	4,10	1,850	153
F 2-5 (5b); Sympathie; keine Sympathie = 0 / maximale Sympathie = 10	3,67	1,888	153
F 2-5 (6b); Sympathie; keine Sympathie = 0 / maximale Sympathie = 10	2,24	2,568	153
F 2-5 (7b); Sympathie; keine Sympathie = 0 / maximale Sympathie = 10	4,71	2,114	153
F 2-5 (8b); Sympathie; keine Sympathie = 0 / maximale Sympathie = 10	4,11	2,235	153
F 2-5 (9b); Sympathie; keine Sympathie = 0 / maximale Sympathie = 10	5,17	2,130	153
F 2-5 (10b); Sympathie; keine Sympathie = 0 / maximale Sympathie = 10	4,63	2,130	153

Item-Skala-Statistiken

	Skalenmittel-wert, wenn Item wegge-lassen	Skalenvarianz, wenn Item weggelassen	Korrigierte Item-Skala-Korrelation	Cronbachs Alpha, wenn Item wegge-lassen
F 2-5 (1b); Sympathie; keine Sympathie = 0 / maximale Sympathie = 10	35,25	101,823	,288	,676
F 2-5 (2b); Sympathie; keine Sympathie = 0 / maximale Sympathie = 10	36,96	95,696	,427	,652
F 2-5 (3b); Sympathie; keine Sympathie = 0 / maximale Sympathie = 10	36,80	90,080	,544	,629
F 2-5 (4b); Sympathie; keine Sympathie = 0 / maximale Sympathie = 10	36,08	98,789	,387	,660
F 2-5 (5b); Sympathie; keine Sympathie = 0 / maximale Sympathie = 10	36,52	96,593	,439	,651
F 2-5 (6b); Sympathie; keine Sympathie = 0 / maximale Sympathie = 10	37,95	88,971	,431	,649
F 2-5 (7b); Sympathie; keine Sympathie = 0 / maximale Sympathie = 10	35,48	105,001	,161	,699
F 2-5 (8b); Sympathie; keine Sympathie = 0 / maximale Sympathie = 10	36,08	93,362	,419	,652
F 2-5 (9b); Sympathie; keine Sympathie = 0 / maximale Sympathie = 10	35,02	106,322	,127	,705

| F 2-5 (10b); Sympathie; keine Sympathie = 0 / maximale Sympathie = 10 | 35,56 | 99,248 | ,299 | ,675 |

Skala-Statistiken

Mittelwert	Varianz	Standardabwei-chung	Anzahl der Items
40,19	116,457	10,792	10

Reliabilität
Skala: Antipathie

Zusammenfassung der Fallverarbeitung

		N	%
Fälle	Gültig	153	100,0
	Ausgeschlossen[a]	0	,0
	Gesamt	153	100,0

a. Listenweise Löschung auf der Grundlage aller Vari-ablen in der Prozedur.

Reliabilitätsstatistiken

Cronbachs Al-pha	Anzahl der Items
,701	10

Itemstatistiken

	Mittelwert	Standardabwei-chung	N
F 2-5 (1c); Antipathie; keine Antipathie = 0 / maximale Antipathie = 10	4,05	2,079	153
F 2-5 (2c); Antipathie; keine Antipathie = 0 / maximale Antipathie = 10	5,80	2,207	153
F 2-5 (3c); Antipathie; keine Antipathie = 0 / maximale Antipathie = 10	6,15	2,443	153
F 2-5 (4c); Antipathie; keine Antipathie = 0 / maximale Antipathie = 10	5,35	1,968	153
F 2-5 (5c); Antipathie; keine Antipathie = 0 / maximale Antipathie = 10	5,50	2,216	153
F 2-5 (6c); Antipathie; keine Antipathie = 0 / maximale Antipathie = 10	7,16	2,744	153
F 2-5 (7c); Antipathie; keine Antipathie = 0 / maximale Antipathie = 10	4,26	1,993	153
F 2-5 (8c); Antipathie; keine Antipathie = 0 / maximale Antipathie = 10	5,47	2,090	153
F 2-5 (9c); Antipathie; keine Antipathie = 0 / maximale Antipathie = 10	3,50	2,207	153
F 2-5 (10c); Antipathie; keine Antipathie = 0 / maximale Antipathie = 10	4,34	2,131	153

Item-Skala-Statistiken

	Skalenmittel-wert, wenn Item wegge-lassen	Skalenvarianz, wenn Item weggelassen	Korrigierte Item-Skala-Korrelation	Cronbachs Alpha, wenn Item wegge-lassen
F 2-5 (1c); Antipathie; keine Antipathie = 0 / maximale Antipathie = 10	47,54	112,092	,387	,674
F 2-5 (2c); Antipathie; keine Antipathie = 0 / maximale Antipathie = 10	45,78	110,358	,393	,673
F 2-5 (3c); Antipathie; keine Antipathie = 0 / maximale Antipathie = 10	45,43	106,681	,412	,669
F 2-5 (4c); Antipathie; keine Antipathie = 0 / maximale Antipathie = 10	46,23	109,204	,495	,658
F 2-5 (5c); Antipathie; keine Antipathie = 0 / maximale Antipathie = 10	46,08	106,310	,486	,656
F 2-5 (6c); Antipathie; keine Antipathie = 0 / maximale Antipathie = 10	44,42	103,785	,396	,673
F 2-5 (7c); Antipathie; keine Antipathie = 0 / maximale Antipathie = 10	47,32	122,259	,163	,709
F 2-5 (8c); Antipathie; keine Antipathie = 0 / maximale Antipathie = 10	46,11	111,692	,393	,673
F 2-5 (9c); Antipathie; keine Antipathie = 0 / maximale Antipathie = 10	48,08	118,026	,220	,702

F 2-5 (10c); Antipathie; keine Antipathie = 0 / maximale Antipathie = 10	47,24	116,250	,275	,693

Skala-Statistiken

Mittelwert	Varianz	Standardabwei-chung	Anzahl der Items
51,58	133,429	11,551	10

Reliabilität

Skala: räumliche Nähe

Zusammenfassung der Fallverarbeitung

		N	%
Fälle	Gültig	153	100,0
	Ausgeschlossen[a]	0	,0
	Gesamt	153	100,0

a. Listenweise Löschung auf der Grundlage aller Variablen in der Prozedur.

Reliabilitätsstatistiken

Cronbachs Alpha	Anzahl der Items
,638	10

Itemstatistiken

	Mittelwert	Standardabweichung	N
F 2-5 (1d); räumliche Nähe; total angenehm = 0 / Total unangenehm = 10	4,94	1,619	153
F 2-5 (2d); räumliche Nähe; total angenehm = 0 / Total unangenehm = 10	5,84	1,812	153
F 2-5 (3d); räumliche Nähe; total angenehm = 0 / Total unangenehm = 10	7,47	2,450	153
F 2-5 (4d); räumliche Nähe; total angenehm = 0 / Total unangenehm = 10	5,31	1,688	153

F 2-5 (5d); räumliche Nähe; total angenehm = 0 / Total unangenehm = 10	5,27	1,654	153
F 2-5 (6d); räumliche Nähe; total angenehm = 0 / Total unangenehm = 10	6,99	2,729	153
F 2-5 (7d); räumliche Nähe; total angenehm = 0 / Total unangenehm = 10	4,81	1,852	153
F 2-5 (8d); räumliche Nähe; total angenehm = 0 / Total unangenehm = 10	6,12	2,300	153
F 2-5 (9d); räumliche Nähe; total angenehm = 0 / Total unangenehm = 10	4,61	1,770	153
F 2-5 (10d); räumliche Nähe; total angenehm = 0 / Total unangenehm = 10	5,00	1,478	153

Item-Skala-Statistiken

	Skalenmittel-wert, wenn Item weggelassen	Skalenvarianz, wenn Item weggelassen	Korrigierte Item-Skala-Korrelation	Cronbachs Alpha, wenn Item weggelassen
F 2-5 (1d); räumliche Nähe; total angenehm = 0 / Total unangenehm = 10	51,42	83,482	,185	,635
F 2-5 (2d); räumliche Nähe; total angenehm = 0 / Total unangenehm = 10	50,52	78,027	,321	,610
F 2-5 (3d); räumliche Nähe; total angenehm = 0 / Total unangenehm = 10	48,89	70,192	,375	,597
F 2-5 (4d); räumliche Nähe; total angenehm = 0 / Total unangenehm = 10	51,05	74,176	,501	,577
F 2-5 (5d); räumliche Nähe; total angenehm = 0 / Total unangenehm = 10	51,09	77,518	,389	,599
F 2-5 (6d); räumliche Nähe; total angenehm = 0 / Total unangenehm = 10	49,37	66,867	,387	,595

F 2-5 (7d); räumliche Nähe; total angenehm = 0 / Total unangenehm = 10	51,55	80,460	,232	,628
F 2-5 (8d); räumliche Nähe; total angenehm = 0 / Total unangenehm = 10	50,24	69,777	,430	,582
F 2-5 (9d); räumliche Nähe; total angenehm = 0 / Total unangenehm = 10	51,75	87,639	,025	,665
F 2-5 (10d); räumliche Nähe; total angenehm = 0 / Total unangenehm = 10	51,36	83,534	,217	,630

Skala-Statistiken

Mittelwert	Varianz	Standardabweichung	Anzahl der Items
56,36	91,587	9,570	10

Reliabilität
Skala: Räumliche Distanz

Zusammenfassung der Fallverarbeitung

		N	%
Fälle	Gültig	153	100,0
	Ausgeschlossen[a]	0	,0
	Gesamt	153	100,0

a. Listenweise Löschung auf der Grundlage aller Variablen in der Prozedur.

Reliabilitätsstatistiken

Cronbachs Alpha	Anzahl der Items
,725	10

Itemstatistiken

	Mittelwert	Standardabweichung	N
F 2-5 (1e); räumliche Distanz; total angenehm = 0 / total unangenehm = 10	4,39	1,569	153
F 2-5 (2e); räumliche Distanz; total angenehm = 0 / total unangenehm = 10	4,27	1,811	153
F 2-5 (3e); räumliche Distanz; total angenehm = 0 / total unangenehm = 10	3,42	2,706	153
F 2-5 (4e); räumliche Distanz; total angenehm = 0 / total unangenehm = 10	4,46	1,694	153
F 2-5 (5e); räumliche Distanz; total angenehm = 0 / total unangenehm = 10	4,84	1,777	153
F 2-5 (6e); räumliche Distanz; total angenehm = 0 / total unangenehm = 10	3,18	2,847	153
F 2-5 (7e); räumliche Distanz; total angenehm = 0 / total unangenehm = 10	4,62	1,762	153
F 2-5 (8e); räumliche Distanz; total angenehm = 0 / total unangenehm = 10	3,91	2,385	153
F 2-5 (9e); räumliche Distanz; total angenehm = 0 / total unangenehm = 10	4,95	1,756	153
F 2-5 (10e); räumliche Distanz; total angenehm = 0 / total unangenehm = 10	4,93	1,647	153

Item-Skala-Statistiken

	Skalenmittel-wert, wenn Item wegge-lassen	Skalenvarianz, wenn Item weggelassen	Korrigierte Item-Skala-Korrelation	Cronbachs Alpha, wenn Item wegge-lassen
F 2-5 (1e); räumliche Distanz; total angenehm = 0 / total unangenehm = 10	38,59	109,625	,246	,721
F 2-5 (2e); räumliche Distanz; total angenehm = 0 / total unangenehm = 10	38,70	101,475	,423	,698
F 2-5 (3e); räumliche Distanz; total angenehm = 0 / total unangenehm = 10	39,55	86,960	,513	,679
F 2-5 (4e); räumliche Distanz; total angenehm = 0 / total unangenehm = 10	38,52	99,817	,517	,686
F 2-5 (5e); räumliche Distanz; total angenehm = 0 / total unangenehm = 10	38,13	100,614	,460	,693
F 2-5 (6e); räumliche Distanz; total angenehm = 0 / total unangenehm = 10	39,80	85,163	,512	,680
F 2-5 (7e); räumliche Distanz; total angenehm = 0 / total unangenehm = 10	38,35	104,901	,337	,710
F 2-5 (8e); räumliche Distanz; total angenehm = 0 / total unangenehm = 10	39,07	97,746	,355	,709
F 2-5 (9e); räumliche Distanz; total angenehm = 0 / total unangenehm = 10	38,02	112,125	,133	,737

F 2-5 (10e); räumliche Distanz; total angenehm = 0 / total unangenehm = 10	38,05	104,728	,378	,705

Skala-Statistiken

Mittelwert	Varianz	Standardabweichung	Anzahl der Items
42,97	120,170	10,962	10

Reliabilität
Skala: Kulturelle Nähe

Zusammenfassung der Fallverarbeitung

		N	%
Fälle	Gültig	153	100,0
	Ausgeschlossen[a]	0	,0
	Gesamt	153	100,0

a. Listenweise Löschung auf der Grundlage aller Variablen in der Prozedur.

Reliabilitätsstatistiken

Cronbachs Alpha	Anzahl der Items
,610	2

Itemstatistiken

	Mittelwert	Standardabweichung	N
F 2-5 (9f); kulturelle Nähe; durch Verständigung in der P. Muttersprache; nein, gar nicht = 0 / ja, total = 10	5,59	2,850	153
F 2-5 (10f); kulturelle Nähe, durch Kenntnis der Gebräuche der P. Kultur; nein, gar nicht = 0 / ja, total = 10	5,43	2,523	153

191

Item-Skala-Statistiken

	Skalenmittel- wert, wenn Item wegge- lassen	Skalenvarianz, wenn Item weggelassen	Korrigierte Item-Skala- Korrelation	Cronbachs Alpha, wenn Item wegge- lassen
F 2-5 (9f); kulturelle Nä- he; durch Verständigung in der P. Muttersprache; nein, gar nicht = 0 / ja, total = 10	5,43	6,365	,442	.
F 2-5 (10f); kulturelle Nähe, durch Kenntnis der Gebräuche der P. Kultur; nein, gar nicht = 0 / ja, total = 10	5,59	8,124	,442	.

Skala-Statistiken

Mittelwert	Varianz	Standardabwei- chung	Anzahl der Items
11,03	20,841	4,565	2

Reliabilität
Skala: Kulturelle Distanz

Zusammenfassung der Fallverarbeitung

		N	%
Fälle	Gültig	153	100,0
	Ausgeschlossen[a]	0	,0
	Gesamt	153	100,0

a. Listenweise Löschung auf der Grundlage aller Vari- ablen in der Prozedur.

Reliabilitätsstatistiken

Cronbachs Al- pha	Anzahl der Items
,487	2

Itemstatistiken

	Mittelwert	Standardabwei-chung	N
F 2-5 (9g); kulturelle Distanz; keine Verständigung in der deutschen Sprache möglich; nein, gar nicht = 0 / ja, total = 10	4,65	2,801	153
F 2-5 (10g); kulturelle Distanz; durch fehlende Kenntnis der Gebräuche der P. Kultur; nein, gar nicht = 0 / ja, total = 10	4,97	2,799	153

Item-Skala-Statistiken

	Skalenmittel-wert, wenn Item wegge-lassen	Skalenvarianz, wenn Item weggelassen	Korrigierte Item-Skala-Korrelation	Cronbachs Alpha, wenn Item wegge-lassen
F 2-5 (9g); kulturelle Distanz; keine Verstän-digung in der deutschen Sprache möglich; nein, gar nicht = 0 / ja, total = 10	4,97	7,834	,322	.
F 2-5 (10g); kulturelle Distanz; durch fehlende Kenntnis der Gebräuche der P. Kultur; nein, gar nicht = 0 / ja, total = 10	4,65	7,846	,322	.

Skala-Statistiken

Mittelwert	Varianz	Standardabwei-chung	Anzahl der Items
9,62	20,724	4,552	2

15.2.4 Multi- und univariate Analyse

General Linear Model UV Geschlecht SOC Skalen

Between-Subjects Factors

		N
SBV (1) Geschlecht; männlich = 1 / weiblich = 2	1	51
	2	102

Descriptive Statistics

	SBV (1) Geschlecht; männlich = 1 / weiblich = 2	Mean	Std. Deviation	N
SOC_Vsum	1	48,94	7,911	51
	2	50,20	8,881	102
	Total	49,78	8,564	153
SOC_Hsum	1	49,63	7,866	51
	2	51,99	7,323	102
	Total	51,20	7,566	153
SOC_Bsum	1	41,33	6,295	51
	2	43,88	5,767	102
	Total	43,03	6,049	153

Multivariate Tests[a]

Effect		Value	F	Hypothesis df	Error df	Sig.	Partial Eta Squared
Intercept	Pillai's Trace	,984	3031,656[b]	3,000	149,000	,000	,984
	Wilks' Lambda	,016	3031,656[b]	3,000	149,000	,000	,984
	Hotelling's Trace	61,040	3031,656[b]	3,000	149,000	,000	,984
	Roy's Largest Root	61,040	3031,656[b]	3,000	149,000	,000	,984
SBV_1	Pillai's Trace	,043	2,240[b]	3,000	149,000	,086	,043
	Wilks' Lambda	,957	2,240[b]	3,000	149,000	,086	,043
	Hotelling's Trace	,045	2,240[b]	3,000	149,000	,086	,043

Roy's Largest Root	,045	2,240[b]	3,000	149,000	,086	,043

a. Design: Intercept + SBV_1
b. Exact statistic

Tests of Between-Subjects Effects

Source	Dependent Variable	Type III Sum of Squares	df	Mean Square	F	Sig.	Partial Eta Squared
Corrected Model	SOC_Vsum	53,542[a]	1	53,542	,729	,395	,005
	SOC_Hsum	189,807[b]	1	189,807	3,368	,068	,022
	SOC_Bsum	220,915[c]	1	220,915	6,247	,014	,040
Intercept	SOC_Vsum	334158,641	1	334158,641	4547,850	,000	,968
	SOC_Hsum	351088,971	1	351088,971	6228,996	,000	,976
	SOC_Bsum	246898,248	1	246898,248	6981,682	,000	,979
SBV_1	SOC_Vsum	53,542	1	53,542	,729	,395	,005
	SOC_Hsum	189,807	1	189,807	3,368	,068	,022
	SOC_Bsum	220,915	1	220,915	6,247	,014	,040
Error	SOC_Vsum	11094,902	151	73,476			
	SOC_Hsum	8510,912	151	56,364			
	SOC_Bsum	5339,922	151	35,364			
Total	SOC_Vsum	390256,000	153				
	SOC_Hsum	409822,000	153				
	SOC_Bsum	288888,000	153				
Corrected Total	SOC_Vsum	11148,444	152				
	SOC_Hsum	8700,719	152				
	SOC_Bsum	5560,837	152				

a. R Squared = ,005 (Adjusted R Squared = -,002)
b. R Squared = ,022 (Adjusted R Squared = ,015)
c. R Squared = ,040 (Adjusted R Squared = ,033)

2. SBV (1) Geschlecht; männlich = 1 / weiblich = 2

Dependent Variable	SBV (1) Geschlecht; männlich = 1 / weiblich = 2	Mean	Std. Error	95% Confidence Interval	
				Lower Bound	Upper Bound
SOC_Vsum	1	48,941	1,200	46,570	51,313
	2	50,196	,849	48,519	51,873
SOC_Hsum	1	49,627	1,051	47,550	51,705
	2	51,990	,743	50,521	53,459
SOC_Bsum	1	41,333	,833	39,688	42,979
	2	43,882	,589	42,719	45,046

UNIANOVA SOC_sum BY SBV_1

Univariate Analysis of Variance UV Geschlecht, AV SOC Gesamt

Between-Subjects Factors

			N
SBV (1) Geschlecht; männlich = 1 / weiblich = 2	1		51
	2		102

Tests of Between-Subjects Effects

Dependent Variable: SOC_sum

Source	Type III Sum of Squares	df	Mean Square	F	Sig.
Corrected Model	1292,944[a]	1	1292,944	3,975	,048
Intercept	2780492,029	1	2780492,029	8547,343	,000
SBV_1	1292,944	1	1292,944	3,975	,048
Error	49121,029	151	325,305		
Total	3223598,000	153			
Corrected Total	50413,974	152			

a. R Squared = ,026 (Adjusted R Squared = ,019)

General Linear Model UV Geschlecht, AV Physio-Skalen

Between-Subjects Factors

		N
SBV (1) Geschlecht; männlich = 1 / weiblich = 2	1	51
	2	102

Descriptive Statistics

	SBV (1) Geschlecht; männlich = 1 / weiblich = 2	Mean	Std. Deviation	N
Belastung	1	4,0667	1,60520	51
	2	4,3049	1,66599	102
	Total	4,2255	1,64455	153
Sympathie	1	3,9412	1,17986	51
	2	4,0578	1,02903	102
	Total	4,0190	1,07915	153
Antipathie	1	4,9216	1,27739	51
	2	5,2765	1,07604	102
	Total	5,1582	1,15512	153
Rauml_Naehe	1	5,4843	,89205	51
	2	5,7118	,98336	102
	Total	5,6359	,95701	153
Rauml_Distanz	1	4,3902	1,14564	51
	2	4,2510	1,07342	102
	Total	4,2974	1,09622	153
Kultur_Nähe	1	5,3922	1,98321	51
	2	5,5735	2,42552	102
	Total	5,5131	2,28262	153
Kultur_Distanz	1	4,8725	2,30400	51
	2	4,7794	2,27293	102
	Total	4,8105	2,27617	153

Multivariate Tests[a]

Effect		Value	F	Hypothesis df	Error df	Sig.	Partial Eta Squared
Inter-cept	Pillai's Trace	,988	1681,768[b]	7,000	145,000	,000	,988
	Wilks' Lambda	,012	1681,768[b]	7,000	145,000	,000	,988
	Hotelling's Trace	81,189	1681,768[b]	7,000	145,000	,000	,988
	Roy's Largest Root	81,189	1681,768[b]	7,000	145,000	,000	,988
SBV_1	Pillai's Trace	,047	1,018[b]	7,000	145,000	,421	,047
	Wilks' Lambda	,953	1,018[b]	7,000	145,000	,421	,047
	Hotelling's Trace	,049	1,018[b]	7,000	145,000	,421	,047
	Roy's Largest Root	,049	1,018[b]	7,000	145,000	,421	,047

a. Design: Intercept + SBV_1
b. Exact statistic

Tests of Between-Subjects Effects

Source	Dependent Variable	Type III Sum of Squares	df	Mean Square	F	Sig.	Partial Eta Squared
Corrected Model	Belastung	1,930[a]	1	1,930	,712	,400	,005
	Sympathie	,463[b]	1	,463	,396	,530	,003
	Antipathie	4,282[c]	1	4,282	3,257	,073	,021
	Rauml_Naehe	1,759[d]	1	1,759	1,932	,167	,013
	Rauml_Distanz	,659[e]	1	,659	,547	,461	,004
	Kultur_Nähe	1,118[f]	1	1,118	,214	,645	,001
	Kul-tur_Distanz	,295[g]	1	,295	,057	,812	,000
Intercept	Belastung	2382,827	1	2382,827	879,378	,000	,853
	Sympathie	2175,467	1	2175,467	1860,613	,000	,925
	Antipathie	3536,000	1	3536,000	2689,450	,000	,947

	Rauml_Naehe	4261,974	1	4261,974	4682,011	,000	,969
	Rauml_Distanz	2538,778	1	2538,778	2106,348	,000	,933
	Kultur_Nähe	4088,373	1	4088,373	780,603	,000	,838
	Kultur_Distanz	3167,452	1	3167,452	607,571	,000	,801
	Belastung	1,930	1	1,930	,712	,400	,005
	Sympathie	,463	1	,463	,396	,530	,003
	Antipathie	4,282	1	4,282	3,257	,073	,021
	Rauml_Naehe	1,759	1	1,759	1,932	,167	,013
SBV_1	Rauml_Distanz	,659	1	,659	,547	,461	,004
	Kultur_Nähe	1,118	1	1,118	,214	,645	,001
	Kultur_Distanz	,295	1	,295	,057	,812	,000
	Belastung	409,161	151	2,710			
	Sympathie	176,552	151	1,169			
	Antipathie	198,530	151	1,315			
	Rauml_Naehe	137,453	151	,910			
Error	Rauml_Distanz	182,000	151	1,205			
	Kultur_Nähe	790,855	151	5,237			
	Kultur_Distanz	787,208	151	5,213			
	Belastung	3142,870	153				
	Sympathie	2648,270	153				
	Antipathie	4273,640	153				
	Rauml_Naehe	4999,090	153				
Total	Rauml_Distanz	3008,190	153				
	Kultur_Nähe	5442,250	153				
	Kultur_Distanz	4328,000	153				
	Belastung	411,091	152				
	Sympathie	177,015	152				
	Antipathie	202,812	152				
Corrected Total	Rauml_Naehe	139,212	152				
	Rauml_Distanz	182,659	152				
	Kultur_Nähe	791,974	152				

	Kul- tur_Distanz	787,503	152				

a. R Squared = ,005 (Adjusted R Squared = -,002)
b. R Squared = ,003 (Adjusted R Squared = -,004)
c. R Squared = ,021 (Adjusted R Squared = ,015)
d. R Squared = ,013 (Adjusted R Squared = ,006)
e. R Squared = ,004 (Adjusted R Squared = -,003)
f. R Squared = ,001 (Adjusted R Squared = -,005)
g. R Squared = ,000 (Adjusted R Squared = -,006)

2. SBV (1) Geschlecht; männlich = 1 / weiblich = 2

Dependent Variable	SBV (1) Geschlecht; männlich = 1 / weiblich = 2	Mean	Std. Error	95% Confidence Interval	
				Lower Bound	Upper Bound
Belastung	1	4,067	,231	3,611	4,522
	2	4,305	,163	3,983	4,627
Sympathie	1	3,941	,151	3,642	4,240
	2	4,058	,107	3,846	4,269
Antipathie	1	4,922	,161	4,604	5,239
	2	5,276	,114	5,052	5,501
Rauml_Naehe	1	5,484	,134	5,220	5,748
	2	5,712	,094	5,525	5,898
Rauml_Distanz	1	4,390	,154	4,086	4,694
	2	4,251	,109	4,036	4,466
Kultur_Nähe	1	5,392	,320	4,759	6,025
	2	5,574	,227	5,126	6,021
Kultur_Distanz	1	4,873	,320	4,241	5,504
	2	4,779	,226	4,333	5,226

Univariate Analysis of Variance

Berufstätigkeit in Jahren

Between-Subjects Factors

		N
SBV (1) Geschlecht; männlich = 1 / weiblich = 2	1	51
	2	102
Altersgr 1=Jünger, 2=Älter	1,00	80
	2,00	73

Descriptive Statistics

Dependent Variable: SBV (4) Berufstätigkeit in Jahren; Angabe in Wertbezeichung

SBV (1) Geschlecht; männlich = 1 / weiblich = 2	Altersgr	Mean	Std. Deviation	N
1	1,00	2,30	1,342	20
	2,00	14,58	10,388	31
	Total	9,76	10,105	51
2	1,00	3,23	2,265	60
	2,00	15,19	9,192	42
	Total	8,16	8,501	102
Total	1,00	3,00	2,105	80
	2,00	14,93	9,653	73
	Total	8,69	9,066	153

Tests of Between-Subjects Effects

Dependent Variable: SBV (4) Berufstätigkeit in Jahren; Angabe in Wertbezeichung

Source	Type III Sum of Squares	df	Mean Square	F	Sig.
Corrected Model	5453,604[a]	3	1817,868	38,480	,000
Intercept	10155,311	1	10155,311	214,967	,000
SBV_1	19,403	1	19,403	,411	,523
Altersgr	4786,523	1	4786,523	101,321	,000
SBV_1 * Altersgr	,853	1	,853	,018	,893
Error	7038,958	149	47,241		
Total	24054,000	153			
Corrected Total	12492,562	152			

a. R Squared = ,437 (Adjusted R Squared = ,425)

201

Estimated Marginal Means

1. SBV (1) Geschlecht; männlich = 1 / weiblich = 2

Dependent Variable: SBV (4) Berufstätigkeit in Jahren; Angabe in Wertbezeichung

SBV (1) Geschlecht; männlich = 1 / weiblich = 2	Mean	Std. Error	95% Confidence Interval	
			Lower Bound	Upper Bound
1	8,440	,986	6,493	10,388
2	9,212	,691	7,846	10,578

2. Altersgr

Dependent Variable: SBV (4) Berufstätigkeit in Jahren; Angabe in Wertbezeichung

Altersgr	Mean	Std. Error	95% Confidence Interval	
			Lower Bound	Upper Bound
1,00	2,767	,887	1,013	4,520
2,00	14,886	,814	13,278	16,494

3. SBV (1) Geschlecht; männlich = 1 / weiblich = 2 * Altersgr

Dependent Variable: SBV (4) Berufstätigkeit in Jahren; Angabe in Wertbezeichung

SBV (1) Geschlecht; männlich = 1 / weiblich = 2	Altersgr	Mean	Std. Error	95% Confidence Interval	
				Lower Bound	Upper Bound
1	1,00	2,300	1,537	-,737	5,337
	2,00	14,581	1,234	12,141	17,020
2	1,00	3,233	,887	1,480	4,987
	2,00	15,190	1,061	13,095	17,286

Univariate Analysis of Variance

Wöchentliche Arbeitszeit

Between-Subjects Factors

		N
SBV (1) Geschlecht; männlich = 1 / weiblich = 2	1	51
	2	102
Altersgr	1,00	80
	2,00	73

Descriptive Statistics

Dependent Variable: SBV (6) zeitlicher Umfang; TZ 10h = 1 / TZ 15h = 2 / TZ 20h = 3 / TZ 25h = 4 / TZ 30h =5 / VZ = 6

SBV (1) Geschlecht; männlich = 1 / weiblich = 2	Altersgr	Mean	Std. Deviation	N
1	1,00	5,80	,523	20
	2,00	5,61	1,022	31
	Total	5,69	,860	51
2	1,00	5,43	1,294	60
	2,00	3,98	1,774	42
	Total	4,83	1,666	102
Total	1,00	5,53	1,158	80
	2,00	4,67	1,700	73
	Total	5,12	1,500	153

Tests of Between-Subjects Effects

Dependent Variable: SBV (6) zeitlicher Umfang; TZ 10h = 1 / TZ 15h = 2 / TZ 20h = 3 / TZ 25h = 4 / TZ 30h =5 / VZ = 6

Source	Type III Sum of Squares	df	Mean Square	F	Sig.
Corrected Model	77,618[a]	3	25,873	14,588	,000
Intercept	3532,620	1	3532,620	1991,795	,000
SBV_1	32,701	1	32,701	18,438	,000
Altersgr	22,027	1	22,027	12,420	,001
SBV_1 * Altersgr	13,142	1	13,142	7,410	,007
Error	264,264	149	1,774		
Total	4349,000	153			
Corrected Total	341,882	152			

a. R Squared = ,227 (Adjusted R Squared = ,211)

Estimated Marginal Means

1. SBV (1) Geschlecht; männlich = 1 / weiblich = 2

Dependent Variable: SBV (6) zeitlicher Umfang; TZ 10h = 1 / TZ 15h = 2 / TZ 20h = 3 / TZ 25h = 4 / TZ 30h =5 / VZ = 6

SBV (1) Geschlecht; männlich = 1 / weiblich = 2	Mean	Std. Error	95% Confidence Interval	
			Lower Bound	Upper Bound
1	5,706	,191	5,329	6,084
2	4,705	,134	4,440	4,969

2. Altersgr

Dependent Variable: SBV (6) zeitlicher Umfang; TZ 10h = 1 / TZ 15h = 2 / TZ 20h = 3 / TZ 25h = 4 / TZ 30h =5 / VZ = 6

Altersgr	Mean	Std. Error	95% Confidence Interval	
			Lower Bound	Upper Bound
1,00	5,617	,172	5,277	5,956
2,00	4,795	,158	4,483	5,106

3. SBV (1) Geschlecht; männlich = 1 / weiblich = 2 * Altersgr

Dependent Variable: SBV (6) zeitlicher Umfang; TZ 10h = 1 / TZ 15h = 2 / TZ 20h = 3 / TZ 25h = 4 / TZ 30h =5 / VZ = 6

SBV (1) Geschlecht; männlich = 1 / weiblich = 2	Altersgr	Mean	Std. Error	95% Confidence Interval	
				Lower Bound	Upper Bound
1	1,00	5,800	,298	5,212	6,388
	2,00	5,613	,239	5,140	6,086
2	1,00	5,433	,172	5,094	5,773
	2,00	3,976	,205	3,570	4,382

Univariate Analysis of Variance

Between-Subjects Factors

		N
SBV (1) Geschlecht; männlich = 1 / weiblich = 2	1	51
	2	102
Altersgr	1,00	80
	2,00	73

Descriptive Statistics

Dependent Variable: Arbeitszeit

SBV (1) Geschlecht; männlich = 1 / weiblich = 2	Altersgr	Mean	Std. Deviation	N
1	1,00	38,2500	4,37547	20
	2,00	37,2581	6,81160	31
	Total	37,6471	5,94583	51
2	1,00	36,0833	8,28986	60
	2,00	26,3095	10,65304	42
	Total	32,0588	10,46808	102
Total	1,00	36,6250	7,53788	80
	2,00	30,9589	10,66073	73
	Total	33,9216	9,56180	153

Tests of Between-Subjects Effects

Dependent Variable: Arbeitszeit

Source	Type III Sum of Squares	df	Mean Square	F	Sig.
Corrected Model	3433,814[a]	3	1144,605	16,300	,000
Intercept	154941,782	1	154941,782	2206,421	,000
SBV_1	1401,472	1	1401,472	19,957	,000
Altersgr	944,327	1	944,327	13,448	,000
SBV_1 * Altersgr	628,360	1	628,360	8,948	,003
Error	10463,245	149	70,223		
Total	189950,000	153			
Corrected Total	13897,059	152			

a. R Squared = ,247 (Adjusted R Squared = ,232)

Estimated Marginal Means

1. SBV (1) Geschlecht; männlich = 1 / weiblich = 2

Dependent Variable: Arbeitszeit

SBV (1) Geschlecht; männlich = 1 / weiblich = 2	Mean	Std. Error	95% Confidence Interval	
			Lower Bound	Upper Bound
1	37,754	1,202	35,379	40,129
2	31,196	,843	29,531	32,862

2. Altersgr

Dependent Variable: Arbeitszeit

Al-tersgr	Mean	Std. Error	95% Confidence Interval	
			Lower Bound	Upper Bound
1,00	37,167	1,082	35,029	39,304
2,00	31,784	,992	29,823	33,744

3. SBV (1) Geschlecht; männlich = 1 / weiblich = 2 * Altersgr

Dependent Variable: Arbeitszeit

SBV (1) Geschlecht; männlich = 1 / weiblich = 2	Al-tersgr	Mean	Std. Error	95% Confidence Interval	
				Lower Bound	Upper Bound
1	1,00	38,250	1,874	34,547	41,953
	2,00	37,258	1,505	34,284	40,232
2	1,00	36,083	1,082	33,946	38,221
	2,00	26,310	1,293	23,754	28,865

15.2.5 Regressionsanalyse

Schrittweise Regression – Abhängige Variable= Kriterium SOC Summe

Descriptive Statistics

	Mean	Std. Deviation	N
SOC_sum	144,01	18,212	153
SBV (1) Geschlecht; männlich = 1 / weiblich = 2	1,67	,473	153
SBV (2) Alter; Angabe in Wertbezeichnung	33,05	10,218	153
SBV (3) examinierte/r PT; nein = 0 / ja = 1	1,00	,000	153
SBV (4) Berufstätigkeit in Jahren; Angabe in Wertbezeichung	8,69	9,066	153
SBV (5) Arbeitsform; selbstständig = 1 / Anstellungsverhältnis = 2	1,86	,352	153
SBV (6) zeitlicher Umfang; TZ 10h = 1 / TZ 15h = 2 / TZ 20h = 3 / TZ 25h = 4 / TZ 30h =5 / VZ = 6	5,12	1,500	153
SBV (7a) therapeutischer Schwerpunkt; nein = 0 / teilweise = 1 / ja = 2	1,20	,770	153
SBV (8a) leben Sie; alleinstehend = 1 / alleinstehend mit Kind(er) = 2 / in Partnerschaft / verheiratet ohne Kind(er) = 3 / in Partnerschaft / verheiratet mit Kind(er) = 4	2,73	1,181	153
SBV (8b) Anzahl Kinder; Angabe in Wertbezeichnung	,71	1,044	153

SBV (9) Physiotherapie Ausbildungsform; Berufsausbildung = 1 / berufsbegleitendes Teilzeitstudium = 2 / Vollzeitstudium = 3	1,25	,565	153
SBV (10a1) Vorberuf; nein = 0 / ja = 1	,36	,481	153
Belastung	4,2255	1,64455	153
Sympathie	4,0190	1,07915	153
Antipathie	5,1582	1,15512	153
Rauml_Naehe	5,6359	,95701	153
Rauml_Distanz	4,2974	1,09622	153
Kultur_Nähe	5,5131	2,28262	153
Kultur_Distanz	4,8105	2,27617	153

Variables Entered/Removed[a]

Model	Variables Entered	Variables Removed	Method
1	Belastung	.	Stepwise (Criteria: Probability-of-F-to-enter <= ,050, Probability-of-F-to-remove >= ,100).
2	SBV (8a) leben Sie; alleinstehend = 1 / alleinstehend mit Kind(er) = 2 / in Partnerschaft / verheiratet ohne Kind(er) = 3 / in Partnerschaft / verheiratet mit Kind(er) = 4	.	Stepwise (Criteria: Probability-of-F-to-enter <= ,050, Probability-of-F-to-remove >= ,100).

3	SBV (10a1) Vorberuf; nein = 0 / ja = 1		. Stepwise (Criteria: Probability-of-F-to-enter <= ,050, Probability-of-F-to-remove >= ,100).
4	Rauml_Distanz		. Stepwise (Criteria: Probability-of-F-to-enter <= ,050, Probability-of-F-to-remove >= ,100).
5	SBV (1) Ge-schlecht; männlich = 1 / weiblich = 2		. Stepwise (Criteria: Probability-of-F-to-enter <= ,050, Probability-of-F-to-remove >= ,100).
6	Kultur_Nähe		. Stepwise (Criteria: Probability-of-F-to-enter <= ,050, Probability-of-F-to-remove >= ,100).

a. Dependent Variable: SOC_sum

Model Summary

Mo-del	R	R Square	Adjusted R Square	Std. Error of the Estimate	Change Statistics				
					R Square Change	F Change	df1	df2	Sig. F Change
1	,309[a]	,095	,089	17,380	,095	15,891	1	151	,000
2	,428[b]	,183	,172	16,573	,088	16,079	1	150	,000
3	,473[c]	,224	,209	16,202	,041	7,945	1	149	,005
4	,508[d]	,258	,238	15,894	,034	6,817	1	148	,010
5	,533[e]	,285	,260	15,665	,026	5,375	1	147	,022
6	,554[f]	,307	,279	15,467	,023	4,774	1	146	,030

a. Predictors: (Constant), Belastung

b. Predictors: (Constant), Belastung, SBV (8a) leben Sie; alleinstehend = 1 / alleinstehend mit Kind(er) = 2 / in Partnerschaft / verheiratet ohne Kind(er) = 3 / in Partnerschaft / verheiratet mit Kind(er) = 4

c. Predictors: (Constant), Belastung, SBV (8a) leben Sie; alleinstehend = 1 / alleinstehend mit Kind(er) = 2 / in Partnerschaft / verheiratet ohne Kind(er) = 3 / in Partnerschaft / verheiratet mit Kind(er) = 4, SBV (10a1) Vorberuf; nein = 0 / ja = 1

d. Predictors: (Constant), Belastung, SBV (8a) leben Sie; alleinstehend = 1 / alleinstehend mit Kind(er) = 2 / in Partnerschaft / verheiratet ohne Kind(er) = 3 / in Partnerschaft / verheiratet mit Kind(er) = 4, SBV (10a1) Vorberuf; nein = 0 / ja = 1, Rauml_Distanz

e. Predictors: (Constant), Belastung, SBV (8a) leben Sie; alleinstehend = 1 / alleinstehend mit Kind(er) = 2 / in Partnerschaft / verheiratet ohne Kind(er) = 3 / in Partnerschaft / verheiratet mit Kind(er) = 4, SBV (10a1) Vorberuf; nein = 0 / ja = 1, Rauml_Distanz, SBV (1) Geschlecht; männlich = 1 / weiblich = 2

f. Predictors: (Constant), Belastung, SBV (8a) leben Sie; alleinstehend = 1 / alleinstehend mit Kind(er) = 2 / in Partnerschaft / verheiratet ohne Kind(er) = 3 / in Partnerschaft / verheiratet mit Kind(er) = 4, SBV (10a1) Vorberuf; nein = 0 / ja = 1, Rauml_Distanz, SBV (1) Geschlecht; männlich = 1 / weiblich = 2, Kultur_Nähe

ANOVA[a]

Model		Sum of Squares	df	Mean Square	F	Sig.
1	Regression	4800,220	1	4800,220	15,891	,000[b]
	Residual	45613,754	151	302,078		
	Total	50413,974	152			
2	Regression	9216,250	2	4608,125	16,778	,000[c]
	Residual	41197,724	150	274,651		
	Total	50413,974	152			
3	Regression	11301,911	3	3767,304	14,352	,000[d]
	Residual	39112,063	149	262,497		
	Total	50413,974	152			
4	Regression	13024,162	4	3256,040	12,888	,000[e]

	Residual	37389,812	148	252,634		
	Total	50413,974	152			
5	Regression	14343,117	5	2868,623	11,691	,000^f
	Residual	36070,857	147	245,380		
	Total	50413,974	152			
6	Regression	15485,207	6	2580,868	10,788	,000^g
	Residual	34928,767	146	239,238		
	Total	50413,974	152			

a. Dependent Variable: SOC_sum

b. Predictors: (Constant), Belastung

c. Predictors: (Constant), Belastung, SBV (8a) leben Sie; alleinstehend = 1 / alleinstehend mit Kind(er) = 2 / in Partnerschaft / verheiratet ohne Kind(er) = 3 / in Partnerschaft / verheiratet mit Kind(er) = 4

d. Predictors: (Constant), Belastung, SBV (8a) leben Sie; alleinstehend = 1 / alleinstehend mit Kind(er) = 2 / in Partnerschaft / verheiratet ohne Kind(er) = 3 / in Partnerschaft / verheiratet mit Kind(er) = 4, SBV (10a1) Vorberuf; nein = 0 / ja = 1

e. Predictors: (Constant), Belastung, SBV (8a) leben Sie; alleinstehend = 1 / alleinstehend mit Kind(er) = 2 / in Partnerschaft / verheiratet ohne Kind(er) = 3 / in Partnerschaft / verheiratet mit Kind(er) = 4, SBV (10a1) Vorberuf; nein = 0 / ja = 1, Rauml_Distanz

f. Predictors: (Constant), Belastung, SBV (8a) leben Sie; alleinstehend = 1 / alleinstehend mit Kind(er) = 2 / in Partnerschaft / verheiratet ohne Kind(er) = 3 / in Partnerschaft / verheiratet mit Kind(er) = 4, SBV (10a1) Vorberuf; nein = 0 / ja = 1, Rauml_Distanz, SBV (1) Geschlecht; männlich = 1 / weiblich = 2

g. Predictors: (Constant), Belastung, SBV (8a) leben Sie; alleinstehend = 1 / alleinstehend mit Kind(er) = 2 / in Partnerschaft / verheiratet ohne Kind(er) = 3 / in Partnerschaft / verheiratet mit Kind(er) = 4, SBV (10a1) Vorberuf; nein = 0 / ja = 1, Rauml_Distanz, SBV (1) Geschlecht; männlich = 1 / weiblich = 2, Kultur_Nähe

Coefficients[a]

Model		Unstandardized Coefficients		Standardized Coefficients	t	Sig.	95,0% Confidence Interval for B		Collinearity Statistics	
		B	Std. Error	Beta			Lower Bound	Upper Bound	Tolerance	VIF
1	(Constant)	158,452	3,885		40,784	,000	150,776	166,128		
	Belastung	-3,417	,857	-,309	-3,986	,000	-5,111	-1,723	1,000	1,000
2	(Constant)	147,340	4,626		31,847	,000	138,198	156,481		
	Belastung	-3,754	,822	-,339	-4,568	,000	-5,377	-2,130	,990	1,011
	SBV (8a) leben Sie; alleinstehend = 1 / alleinstehend mit Kind(er) = 2 / in Partnerschaft / verheiratet ohne Kind(er) = 3 / in Partnerschaft / verheiratet mit Kind(er) = 4	4,588	1,144	,298	4,010	,000	2,327	6,849	,990	1,011
3	(Constant)	149,070	4,564		32,659	,000	140,051	158,090		
	Belastung	-3,681	,804	-,332	-4,581	,000	-5,270	-2,093	,989	1,012

	B	Std. Error	Beta	t	Sig.	Lower	Upper	Tolerance	VIF
SBV (8a) leben Sie; alleinstehend = 1 / alleinstehend mit Kind(er) = 2 / in Partnerschaft / verheiratet ohne Kind(er) = 3 / in Partnerschaft / verheiratet mit Kind(er) = 4	4,860	1,123	,315	4,329	,000	2,641	7,078	,982	1,018
SBV (10a1) Vorberuf; nein = 0 / ja = 1	-7,729	2,742	-,204	-2,819	,005	-13,148	-2,311	,991	1,009
(Constant)	135,458	6,873		19,710	,000	121,877	149,039		
Belastung	-3,836	,791	-,346	-4,852	,000	-5,398	-2,274	,983	1,017
SBV (8a) leben Sie; alleinstehend = 1 / alleinstehend mit Kind(er) = 2 / in Partnerschaft / verheiratet ohne Kind(er) = 3 / in Partnerschaft / verheiratet mit Kind(er) = 4	5,217	1,110	,338	4,701	,000	3,024	7,411	,967	1,034
SBV (10a1) Vorberuf; nein = 0 / ja = 1	-7,825	2,690	-,207	-2,909	,004	-13,142	-2,509	,991	1,009
Rauml_Distanz	3,100	1,187	,187	2,611	,010	,754	5,447	,981	1,019
(Constant)	124,204	8,333		14,905	,000	107,737	140,672		

	B	Std. Error	Beta	t	Sig.	Lower Bound	Upper Bound	Tolerance	VIF
Belastung	-3,985	,782	-,360	-5,097	,000	-5,530	-2,440	,976	1,024
SBV (8a) leben Sie; alleinstehend = 1 / alleinstehend mit Kind(er) = 2 / in Partnerschaft / verheiratet ohne Kind(er) = 3 / in Partnerschaft / verheiratet mit Kind(er) = 4	5,233	1,094	,339	4,784	,000	3,071	7,395	,967	1,034
SBV (10a1) Vorberuf; nein = 0 / ja = 1	-6,603	2,703	-,175	-2,443	,016	-11,945	-1,261	,953	1,049
Rauml_Distanz	3,279	1,173	,197	2,796	,006	,961	5,596	,977	1,024
SBV (1) Geschlecht; männlich = 1 / weiblich = 2	6,380	2,752	,166	2,318	,022	,942	11,819	,953	1,049
(Constant)	118,696	8,606		13,793	,000	101,688	135,703		
Belastung	-4,297	,785	-,388	-5,473	,000	-5,849	-2,746	,944	1,059
SBV (8a) leben Sie; alleinstehend = 1 / alleinstehend mit Kind(er) = 2 / in Partnerschaft / verheiratet ohne Kind(er) = 3 / in Partnerschaft / verheiratet mit Kind(er) = 4	5,240	1,080	,340	4,851	,000	3,105	7,375	,967	1,034

6

SBV (10a1) Vorberuf; nein = 0 / ja = 1	-6,868	2,672	-,182	-2,570	,011	-12,149	-1,587	,951	1,051
Rauml_Distanz	3,386	1,159	,204	2,921	,004	1,095	5,677	,975	1,026
SBV (1) Geschlecht; männlich = 1 / weiblich = 2	6,196	2,719	,161	2,279	,024	,823	11,569	,952	1,050
Kultur_Nähe	1,225	,561	,154	2,185	,030	,117	2,333	,961	1,040

a. Dependent Variable: SOC_sum

Schrittweise Regression SOC Skalen Kriterium: Verständlichkeit Summe
Descriptive Statistics

	Mean	Std. Deviation	N
SOC_Vsum	49,78	8,564	153
SBV (1) Geschlecht; männlich = 1 / weiblich = 2	1,67	,473	153
SBV (2) Alter; Angabe in Wertbezeichnung	33,05	10,218	153
SBV (3) examinierte/r PT; nein = 0 / ja = 1	1,00	,000	153
SBV (4) Berufstätigkeit in Jahren; Angabe in Wertbezeichung	8,69	9,066	153
SBV (5) Arbeitsform; selbstständig = 1 / Anstellungsverhältnis = 2	1,86	,352	153
SBV (6) zeitlicher Umfang; TZ 10h = 1 / TZ 15h = 2 / TZ 20h = 3 / TZ 25h = 4 / TZ 30h =5 / VZ = 6	5,12	1,500	153
SBV (7a) therapeutischer Schwerpunkt; nein = 0 / teilweise = 1 / ja = 2	1,20	,770	153

SBV (8a) leben Sie; alleinstehend = 1 / alleinstehend mit Kind(er) = 2 / in Partnerschaft / verheiratet ohne Kind(er) = 3 / in Partnerschaft / verheiratet mit Kind(er) = 4	2,73	1,181	153
SBV (8b) Anzahl Kinder; Angabe in Wertbezeichnung	,71	1,044	153
SBV (9) Physiotherapie Ausbildungsform; Berufsausbildung = 1 / berufsbegleitendes Teilzeitstudium = 2 / Vollzeitstudium = 3	1,25	,565	153
SBV (10a1) Vorberuf; nein = 0 / ja = 1	,36	,481	153
Belastung	4,2255	1,64455	153
Sympathie	4,0190	1,07915	153
Antipathie	5,1582	1,15512	153
Rauml_Naehe	5,6359	,95701	153
Rauml_Distanz	4,2974	1,09622	153
Kultur_Nähe	5,5131	2,28262	153
Kultur_Distanz	4,8105	2,27617	153

Variables Entered/Removed[a]

Model	Variables Entered	Variables Removed	Method
1	Belastung	.	Stepwise (Criteria: Probability-of-F-to-enter <= ,050, Probability-of-F-to-remove >= ,100).

2	SBV (8a) leben Sie; alleinstehend = 1 / alleinstehend mit Kind(er) = 2 / in Partnerschaft / verheiratet ohne Kind(er) = 3 / in Partnerschaft / verheiratet mit Kind(er) = 4		.	Stepwise (Criteria: Probability-of-F-to-enter <= ,050, Probability-of-F-to-remove >= ,100).
3	Rauml_Distanz		.	Stepwise (Criteria: Probability-of-F-to-enter <= ,050, Probability-of-F-to-remove >= ,100).
4	SBV (10a1) Vorberuf; nein = 0 / ja = 1		.	Stepwise (Criteria: Probability-of-F-to-enter <= ,050, Probability-of-F-to-remove >= ,100).

a. Dependent Variable: SOC_Vsum

Model Summary

Mo-del	R	R Square	Adjusted R Square	Std. Error of the Estimate	Change Statistics				
					R Square Change	F Change	df1	df2	Sig. F Change
1	,314[a]	,099	,093	8,157	,099	16,567	1	151	,000
2	,407[b]	,166	,155	7,875	,067	12,008	1	150	,001
3	,447[c]	,200	,184	7,736	,035	6,444	1	149	,012
4	,472[d]	,223	,202	7,652	,022	4,254	1	148	,041

a. Predictors: (Constant), Belastung

b. Predictors: (Constant), Belastung, SBV (8a) leben Sie; alleinstehend = 1 / alleinstehend mit Kind(er) = 2 / in Partnerschaft / verheiratet ohne Kind(er) = 3 / in Partnerschaft / verheiratet mit Kind(er) = 4

c. Predictors: (Constant), Belastung, SBV (8a) leben Sie; alleinstehend = 1 / alleinstehend mit Kind(er) = 2 / in Partnerschaft / verheiratet ohne Kind(er) = 3 / in Partnerschaft / verheiratet mit Kind(er) = 4, Rauml_Distanz

d. Predictors: (Constant), Belastung, SBV (8a) leben Sie; alleinstehend = 1 / alleinstehend mit Kind(er) = 2 / in Partnerschaft / verheiratet ohne Kind(er) = 3 / in Partnerschaft / verheiratet mit Kind(er) = 4, Rauml_Distanz, SBV (10a1) Vorberuf; nein = 0 / ja = 1

ANOVA[a]

Model		Sum of Squares	df	Mean Square	F	Sig.
1	Regression	1102,211	1	1102,211	16,567	,000[b]
	Residual	10046,234	151	66,531		
	Total	11148,444	152			
2	Regression	1846,826	2	923,413	14,891	,000[c]
	Residual	9301,619	150	62,011		
	Total	11148,444	152			
3	Regression	2232,442	3	744,147	12,436	,000[d]
	Residual	8916,002	149	59,839		
	Total	11148,444	152			
4	Regression	2481,553	4	620,388	10,594	,000[e]
	Residual	8666,891	148	58,560		
	Total	11148,444	152			

a. Dependent Variable: SOC_Vsum

b. Predictors: (Constant), Belastung

c. Predictors: (Constant), Belastung, SBV (8a) leben Sie; alleinstehend = 1 / alleinstehend mit Kind(er) = 2 / in Partnerschaft / verheiratet ohne Kind(er) = 3 / in Partnerschaft / verheiratet mit Kind(er) = 4

d. Predictors: (Constant), Belastung, SBV (8a) leben Sie; alleinstehend = 1 / alleinstehend mit Kind(er) = 2 / in Partnerschaft / verheiratet ohne Kind(er) = 3 / in Partnerschaft / verheiratet mit Kind(er) = 4, Rauml_Distanz

e. Predictors: (Constant), Belastung, SBV (8a) leben Sie; alleinstehend = 1 / alleinstehend mit Kind(er) = 2 / in Partnerschaft / verheiratet ohne Kind(er) = 3 / in Partnerschaft / verheiratet mit Kind(er) = 4, Rauml_Distanz, SBV (10a1) Vorberuf; nein = 0 / ja = 1

Coefficients[a]

Model	Unstandardized Coefficients		Standardized Coefficients	t	Sig.	95,0% Confidence Interval for B		Collinearity Statistics	
	B	Std. Error	Beta			Lower Bound	Upper Bound	Tolerance	VIF
1 (Constant)	56,697	1,823		31,095	,000	53,094	60,299		
Belastung	-1,637	,402	-,314	-4,070	,000	-2,432	-,843	1,000	1,000
2 (Constant)	52,134	2,198		23,715	,000	47,790	56,477		
Belastung	-1,776	,390	-,341	-4,548	,000	-2,547	-1,004	,990	1,011
SBV (8a) leben Sie; alleinstehend = 1 / alleinstehend mit Kind(er) = 2 / in Partnerschaft / verheiratet ohne Kind(er) = 3 / in Partnerschaft / verheiratet mit Kind(er) = 4	1,884	,544	,260	3,465	,001	,810	2,958	,990	1,011
3 (Constant)	45,683	3,335		13,699	,000	39,093	52,272		
Belastung	-1,849	,385	-,355	-4,808	,000	-2,609	-1,089	,984	1,016

	B	Std. Error	Beta	t	Sig.	Lower	Upper	Tolerance	VIF
SBV (8a) leben Sie; alleinstehend = 1 / alleinstehend mit Kind(er) = 2 / in Partnerschaft / verheiratet ohne Kind(er) = 3 / in Partnerschaft / verheiratet mit Kind(er) = 4	2,051	,538	,283	3,812	,000	,988	3,115	,975	1,026
Rauml_Distanz	1,467	,578	,188	2,539	,012	,325	2,609	,981	1,019
(Constant)	46,210	3,309		13,966	,000	39,671	52,749		
Belastung	-1,825	,381	-,350	-4,794	,000	-2,577	-1,073	,983	1,017
SBV (8a) leben Sie; alleinstehend = 1 / alleinstehend mit Kind(er) = 2 / in Partnerschaft / verheiratet ohne Kind(er) = 3 / in Partnerschaft / verheiratet mit Kind(er) = 4	2,147	,534	,296	4,018	,000	1,091	3,203	,967	1,034
Rauml_Distanz	1,483	,572	,190	2,594	,010	,353	2,613	,981	1,019
SBV (10a1) Vorberuf; nein = 0 / ja = 1	-2,672	1,295	-,150	-2,063	,041	-5,231	-,112	,991	1,009

a. Dependent Variable: SOC_Vsum

Schrittweise Regression Kriterium Handhabbarkeit Summe

Notes

Descriptive Statistics

	Mean	Std. Deviation	N
SOC_Hsum	51,20	7,566	153
SBV (1) Geschlecht; männlich = 1 / weiblich = 2	1,67	,473	153
SBV (2) Alter; Angabe in Wertbezeichnung	33,05	10,218	153
SBV (3) examinierte/r PT; nein = 0 / ja = 1	1,00	,000	153
SBV (4) Berufstätigkeit in Jahren; Angabe in Wertbezeichung	8,69	9,066	153
SBV (5) Arbeitsform; selbstständig = 1 / Anstellungsverhältnis = 2	1,86	,352	153
SBV (6) zeitlicher Umfang; TZ 10h = 1 / TZ 15h = 2 / TZ 20h = 3 / TZ 25h = 4 / TZ 30h =5 / VZ = 6	5,12	1,500	153
SBV (7a) therapeutischer Schwerpunkt; nein = 0 / teilweise = 1 / ja = 2	1,20	,770	153
SBV (8a) leben Sie; alleinstehend = 1 / alleinstehend mit Kind(er) = 2 / in Partnerschaft / verheiratet ohne Kind(er) = 3 / in Partnerschaft / verheiratet mit Kind(er) = 4	2,73	1,181	153
SBV (8b) Anzahl Kinder; Angabe in Wertbezeichnung	,71	1,044	153

SBV (9) Physiotherapie Ausbildungsform; Berufsausbildung = 1 / berufsbegleitendes Teilzeitstudium = 2 / Vollzeitstudium = 3	1,25	,565	153
SBV (10a1) Vorberuf; nein = 0 / ja = 1	,36	,481	153
Belastung	4,2255	1,64455	153
Sympathie	4,0190	1,07915	153
Antipathie	5,1582	1,15512	153
Rauml_Naehe	5,6359	,95701	153
Rauml_Distanz	4,2974	1,09622	153
Kultur_Nähe	5,5131	2,28262	153
Kultur_Distanz	4,8105	2,27617	153

Variables Entered/Removed[a]

Model	Variables Entered	Variables Removed	Method
1	SBV (8a) leben Sie; alleinstehend = 1 / alleinstehend mit Kind(er) = 2 / in Partnerschaft / verheiratet ohne Kind(er) = 3 / in Partnerschaft / verheiratet mit Kind(er) = 4	.	Stepwise (Criteria: Probability-of-F-to-enter <= ,050, Probability-of-F-to-remove >= ,100).
2	Belastung	.	Stepwise (Criteria: Probability-of-F-to-enter <= ,050, Probability-of-F-to-remove >= ,100).

222

	SBV (10a1) Vorberuf; nein = 0 / ja = 1		. Stepwise (Criteria: Probability-of-F-to-enter <= ,050, Probability-of-F-to-remove >= ,100).
3			
4	Rauml_Distanz		. Stepwise (Criteria: Probability-of-F-to-enter <= ,050, Probability-of-F-to-remove >= ,100).
5	SBV (1) Geschlecht; männlich = 1 / weiblich = 2		. Stepwise (Criteria: Probability-of-F-to-enter <= ,050, Probability-of-F-to-remove >= ,100).

a. Dependent Variable: SOC_Hsum

Model Summary

Model	R	R Square	Adjusted R Square	Std. Error of the Estimate	Change Statistics				
					R Square Change	F Change	df1	df2	Sig. F Change
1	,301[a]	,090	,084	7,240	,090	15,003	1	151	,000
2	,405[b]	,164	,153	6,964	,073	13,180	1	150	,000
3	,453[c]	,205	,189	6,812	,042	7,783	1	149	,006
4	,489[d]	,239	,219	6,688	,034	6,594	1	148	,011
5	,510[e]	,260	,235	6,618	,021	4,147	1	147	,044

a. Predictors: (Constant), SBV (8a) leben Sie; alleinstehend = 1 / alleinstehend mit Kind(er) = 2 / in Partnerschaft / verheiratet ohne Kind(er) = 3 / in Partnerschaft / verheiratet mit Kind(er) = 4

b. Predictors: (Constant), SBV (8a) leben Sie; alleinstehend = 1 / alleinstehend mit Kind(er) = 2 / in Partnerschaft / verheiratet ohne Kind(er) = 3 / in Partnerschaft / verheiratet mit Kind(er) = 4, Belastung

c. Predictors: (Constant), SBV (8a) leben Sie; alleinstehend = 1 / alleinstehend mit Kind(er) = 2 / in Partnerschaft / verheiratet ohne Kind(er) = 3 / in Partnerschaft / verheiratet mit Kind(er) = 4, Belastung, SBV (10a1) Vorberuf; nein = 0 / ja = 1

d. Predictors: (Constant), SBV (8a) leben Sie; alleinstehend = 1 / alleinstehend mit Kind(er) = 2 / in Partnerschaft / verheiratet ohne Kind(er) = 3 / in Partnerschaft / verheiratet mit Kind(er) = 4, Belastung, SBV (10a1) Vorberuf; nein = 0 / ja = 1, Rauml_Distanz

e. Predictors: (Constant), SBV (8a) leben Sie; alleinstehend = 1 / alleinstehend mit Kind(er) = 2 / in Partnerschaft / verheiratet ohne Kind(er) = 3 / in Partnerschaft / verheiratet mit Kind(er) = 4, Belastung, SBV (10a1) Vorberuf; nein = 0 / ja = 1, Rauml_Distanz, SBV (1) Geschlecht; männlich = 1 / weiblich = 2

ANOVA[a]

Model		Sum of Squares	df	Mean Square	F	Sig.
1	Regression	786,342	1	786,342	15,003	,000[b]
	Residual	7914,377	151	52,413		
	Total	8700,719	152			
2	Regression	1425,579	2	712,789	14,696	,000[c]
	Residual	7275,140	150	48,501		
	Total	8700,719	152			
3	Regression	1786,735	3	595,578	12,835	,000[d]
	Residual	6913,984	149	46,403		
	Total	8700,719	152			
4	Regression	2081,634	4	520,408	11,636	,000[e]
	Residual	6619,085	148	44,724		
	Total	8700,719	152			
5	Regression	2263,222	5	452,644	10,336	,000[f]
	Residual	6437,497	147	43,792		
	Total	8700,719	152			

a. Dependent Variable: SOC_Hsum

b. Predictors: (Constant), SBV (8a) leben Sie; alleinstehend = 1 / alleinstehend mit Kind(er) = 2 / in Partnerschaft / verheiratet ohne Kind(er) = 3 / in Partner-schaft / verheiratet mit Kind(er) = 4

c. Predictors: (Constant), SBV (8a) leben Sie; alleinstehend = 1 / alleinstehend mit Kind(er) = 2 / in Partnerschaft / verheiratet ohne Kind(er) = 3 / in Partner-schaft / verheiratet mit Kind(er) = 4, Belastung

d. Predictors: (Constant), SBV (8a) leben Sie; alleinstehend = 1 / alleinstehend mit Kind(er) = 2 / in Partnerschaft / verheiratet ohne Kind(er) = 3 / in Partnerschaft / verheiratet mit Kind(er) = 4, Belastung, SBV (10a1) Vorberuf; nein = 0 / ja = 1

e. Predictors: (Constant), SBV (8a) leben Sie; alleinstehend = 1 / alleinstehend mit Kind(er) = 2 / in Partnerschaft / verheiratet ohne Kind(er) = 3 / in Partnerschaft / verheiratet mit Kind(er) = 4, Belastung, SBV (10a1) Vorberuf; nein = 0 / ja = 1, Rauml_Distanz

f. Predictors: (Constant), SBV (8a) leben Sie; alleinstehend = 1 / alleinstehend mit Kind(er) = 2 / in Partnerschaft / verheiratet ohne Kind(er) = 3 / in Partnerschaft / verheiratet mit Kind(er) = 4, Belastung, SBV (10a1) Vorberuf; nein = 0 / ja = 1, Rauml_Distanz, SBV (1) Geschlecht; männlich = 1 / weiblich = 2

Coefficients[a]

Model	Unstandardized Coefficients		Standardized Coefficients	t	Sig.	95,0% Confidence Interval for B		Collinearity Statistics	
	B	Std. Error	Beta			Lower Bound	Upper Bound	Tolerance	VIF
1 (Constant)	45,941	1,479		31,060	,000	43,019	48,864		
SBV (8a) leben Sie; alleinstehend = 1 / alleinstehend mit Kind(er) = 2 / in Partnerschaft / verheiratet ohne Kind(er) = 3 / in Partnerschaft / verheiratet mit Kind(er) = 4	1,926	,497	,301	3,873	,000	,943	2,908	1,000	1,000
2 (Constant)	50,751	1,944		26,104	,000	46,909	54,592		

SBV (8a) leben Sie; alleinstehend = 1 / alleinstehend mit Kind(er) = 2 / in Partnerschaft / verheiratet ohne Kind(er) = 3 / in Partnerschaft / verheiratet mit Kind(er) = 4	2,104	,481	,328	4,376	,000	1,154	3,054	,990	1,011
Belastung	-1,254	,345	-,272	-3,630	,000	-1,936	-,571	,990	1,011
(Constant)	51,471	1,919		26,821	,000	47,679	55,263		
3 SBV (8a) leben Sie; alleinstehend = 1 / alleinstehend mit Kind(er) = 2 / in Partnerschaft / verheiratet ohne Kind(er) = 3 / in Partnerschaft / verheiratet mit Kind(er) = 4	2,217	,472	,346	4,697	,000	1,284	3,150	,982	1,018
Belastung	-1,224	,338	-,266	-3,621	,000	-1,891	-,556	,989	1,012
SBV (10a1) Vorberuf; nein = 0 / ja = 1	-3,216	1,153	-,205	-2,790	,006	-5,495	-,938	,991	1,009
4 (Constant)	45,838	2,892		15,852	,000	40,124	51,553		

	B	Std. Error	Beta	t	Sig.	Lower	Upper	Tolerance	VIF
SBV (8a) leben Sie; alleinstehend = 1 / alleinstehend mit Kind(er) = 2 / in Partnerschaft / verheiratet ohne Kind(er) = 3 / in Partnerschaft / verheiratet mit Kind(er) = 4	2,365	,467	,369	5,065	,000	1,442	3,288	,967	1,034
Belastung	-1,287	,333	-,280	-3,870	,000	-1,945	-,630	,983	1,017
SBV (10a1) Vorberuf; nein = 0 / ja = 1	-3,256	1,132	-,207	-2,877	,005	-5,493	-1,019	,991	1,009
Rauml_Distanz	1,283	,500	,186	2,568	,011	,296	2,270	,981	1,019
(Constant)	41,663	3,520		11,835	,000	34,706	48,620		
5 SBV (8a) leben Sie; alleinstehend = 1 / alleinstehend mit Kind(er) = 2 / in Partnerschaft / verheiratet ohne Kind(er) = 3 / in Partnerschaft / verheiratet mit Kind(er) = 4	2,371	,462	,370	5,131	,000	1,458	3,284	,967	1,034
Belastung	-1,343	,330	-,292	-4,065	,000	-1,995	-,690	,976	1,024
SBV (10a1) Vorberuf; nein = 0 / ja = 1	-2,803	1,142	-,178	-2,454	,015	-5,060	-,546	,953	1,049

Rauml_Distanz	1,349	,495	,195	2,723	,007	,370	2,328	,977	1,024
SBV (1) Geschlecht; männlich = 1 / weiblich = 2	2,367	1,163	,148	2,036	,044	,070	4,665	,953	1,049

a. Dependent Variable: SOC_Hsum

Collinearity Diagnostics[a]

Regression Kriterium Bewältigbarkeit Summe

Descriptive Statistics

	Mean	Std. Deviation	N
SOC_Bsum	43,03	6,049	153
SBV (1) Geschlecht; männlich = 1 / weiblich = 2	1,67	,473	153
SBV (2) Alter; Angabe in Wertbezeichnung	33,05	10,218	153
SBV (3) examinierte/r PT; nein = 0 / ja = 1	1,00	,000	153
SBV (4) Berufstätigkeit in Jahren; Angabe in Wertbezeichung	8,69	9,066	153
SBV (5) Arbeitsform; selbstständig = 1 / Anstellungsverhältnis = 2	1,86	,352	153
SBV (6) zeitlicher Umfang; TZ 10h = 1 / TZ 15h = 2 / TZ 20h = 3 / TZ 25h = 4 / TZ 30h =5 / VZ = 6	5,12	1,500	153
SBV (7a) therapeutischer Schwerpunkt; nein = 0 / teilweise = 1 / ja = 2	1,20	,770	153

228

SBV (8a) leben Sie; alleinstehend = 1 / alleinstehend mit Kind(er) = 2 / in Partnerschaft / verheiratet ohne Kind(er) = 3 / in Partnerschaft / verheiratet mit Kind(er) = 4	2,73	1,181	153
SBV (8b) Anzahl Kinder; Angabe in Wertbezeichnung	,71	1,044	153
SBV (9) Physiotherapie Ausbildungsform; Berufsausbildung = 1 / berufsbegleitendes Teilzeitstudium = 2 / Vollzeitstudium = 3	1,25	,565	153
SBV (10a1) Vorberuf; nein = 0 / ja = 1	,36	,481	153
Belastung	4,2255	1,64455	153
Sympathie	4,0190	1,07915	153
Antipathie	5,1582	1,15512	153
Rauml_Naehe	5,6359	,95701	153
Rauml_Distanz	4,2974	1,09622	153
Kultur_Nähe	5,5131	2,28262	153
Kultur_Distanz	4,8105	2,27617	153

Variables Entered/Removed^a

Model	Variables Entered	Variables Removed	Method
1	Kultur_Nähe	.	Stepwise (Criteria: Probability-of-F-to-enter <= ,050, Probability-of-F-to-remove >= ,100).
2	Belastung	.	Stepwise (Criteria: Probability-of-F-to-enter <= ,050, Probability-of-F-to-remove >= ,100).
3	SBV (1) Geschlecht; männlich = 1 / weiblich = 2	.	Stepwise (Criteria: Probability-of-F-to-enter <= ,050, Probability-of-F-to-remove >= ,100).
4	Antipathie	.	Stepwise (Criteria: Probability-of-F-to-enter <= ,050, Probability-of-F-to-remove >= ,100).

a. Dependent Variable: SOC_Bsum

Model Summary

Mo-del	R	R Square	Adjusted R Square	Std. Error of the Estimate	Change Statistics				
					R Square Change	F Change	df1	df2	Sig. F Change
1	,227[a]	,051	,045	5,911	,051	8,169	1	151	,005
2	,323[b]	,105	,093	5,761	,053	8,930	1	150	,003
3	,383[c]	,147	,130	5,642	,042	7,399	1	149	,007
4	,416[d]	,173	,151	5,575	,026	4,638	1	148	,033

a. Predictors: (Constant), Kultur_Nähe
b. Predictors: (Constant), Kultur_Nähe, Belastung
c. Predictors: (Constant), Kultur_Nähe, Belastung, SBV (1) Geschlecht; männlich = 1 / weiblich = 2
d. Predictors: (Constant), Kultur_Nähe, Belastung, SBV (1) Geschlecht; männlich = 1 / weiblich = 2, Antipathie

ANOVA[a]

Model		Sum of Squares	df	Mean Square	F	Sig.
1	Regression	285,411	1	285,411	8,169	,005[b]
	Residual	5275,426	151	34,937		
	Total	5560,837	152			
2	Regression	581,833	2	290,916	8,764	,000[c]
	Residual	4979,004	150	33,193		
	Total	5560,837	152			
3	Regression	817,391	3	272,464	8,559	,000[d]
	Residual	4743,446	149	31,835		
	Total	5560,837	152			
4	Regression	961,532	4	240,383	7,735	,000[e]
	Residual	4599,305	148	31,076		
	Total	5560,837	152			

a. Dependent Variable: SOC_Bsum
b. Predictors: (Constant), Kultur_Nähe
c. Predictors: (Constant), Kultur_Nähe, Belastung
d. Predictors: (Constant), Kultur_Nähe, Belastung, SBV (1) Geschlecht; männlich = 1 / weiblich = 2
e. Predictors: (Constant), Kultur_Nähe, Belastung, SBV (1) Geschlecht; männlich = 1 / weiblich = 2, Antipathie

Coefficients[a]

Model		Unstandardized Coefficients		Standardized Coefficients	t	Sig.	95,0% Confidence Interval for B		Collinearity Statistics	
		B	Std. Error	Beta			Lower Bound	Upper Bound	Tolerance	VIF
1	(Constant)	39,723	1,253		31,711	,000	37,248	42,198		
	Kultur_Nähe	,600	,210	,227	2,858	,005	,185	1,015	1,000	1,000
2	(Constant)	42,740	1,584		26,978	,000	39,609	45,870		
	Kultur_Nähe	,715	,208	,270	3,434	,001	,304	1,127	,966	1,035
	Belastung	-,864	,289	-,235	-2,988	,003	-1,435	-,293	,966	1,035
3	(Constant)	38,623	2,167		17,821	,000	34,341	42,906		
	Kultur_Nähe	,701	,204	,265	3,437	,001	,298	1,105	,965	1,036
	Belastung	-,912	,284	-,248	-3,216	,002	-1,473	-,352	,962	1,039
	SBV (1) Geschlecht; männlich = 1 / weiblich = 2	2,639	,970	,206	2,720	,007	,722	4,556	,995	1,005
4	(Constant)	35,149	2,681		13,110	,000	29,851	40,447		
	Kultur_Nähe	,741	,202	,280	3,661	,000	,341	1,141	,957	1,045
	Belastung	-1,154	,302	-,314	-3,822	,000	-1,751	-,557	,829	1,206
	SBV (1) Geschlecht; männlich = 1 / weiblich = 2	2,364	,967	,185	2,444	,016	,453	4,275	,977	1,023
	Antipathie	,918	,426	,175	2,154	,033	,076	1,760	,843	1,186

a. Dependent Variable: SOC_Bsum

Der Autor

Wolfgang Schäberle ist promovierter Professor für Gesundheitswissenschaften und Studiendenkan Standort Stuttgart, der IB Hochschule Berlin.
Die Inhalte des vorliegenden Buches wurden im Rahmen seiner Dissertation erstellt.